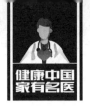

健康中国
家有名医

早产儿常见疾病
诊断和治疗

总策划　王韬 教授

中国科普作家协会　医学科普创作专委会主任委员

主编 —— 于广军

U0195662

上海科学技术文献出版社
Shanghai Scientific and Technological Literature Press

图书在版编目（CIP）数据

早产儿常见疾病诊断与治疗 / 于广军主编 . —上海：上海科学技术文献出版社，2023

（健康中国·家有名医丛书）

ISBN 978-7-5439-8704-3

Ⅰ . ①早… Ⅱ . ①于… Ⅲ . ①早产儿疾病—常见病—诊疗 Ⅳ . ① R722.6

中国版本图书馆 CIP 数据核字 (2022) 第 208376 号

选题策划：张　树
责任编辑：王　珺
封面设计：留白文化

早产儿常见疾病诊断与治疗
ZAOCHAN'ER CHANGJIAN JIBING ZHENDUAN YU ZHILIAO
主编　于广军
出版发行：上海科学技术文献出版社
地　　址：上海市长乐路 746 号
邮政编码：200040
经　　销：全国新华书店
印　　刷：商务印书馆上海印刷有限公司
开　　本：650mm×900mm　1/16
印　　张：11
字　　数：114 000
版　　次：2023 年 1 月第 1 版　2023 年 1 月第 1 次印刷
书　　号：ISBN 978-7-5439-8704-3
定　　价：48.00 元
http://www.sstlp.com

"健康中国·家有名医"丛书总策划简介

王 韬

上海市同济医院急诊医学部主任兼创伤中心主任,上海领军人才,全国创新争先奖状、国家科技进步奖二等奖获得者,国家健康科普专家库首批成员,中国科协辟谣平台专家,国家电影局科幻电影科学顾问,中国科普期刊分级目录专家委员会成员,中国科普作家协会医学科普创作专委会主任委员,中华医学会《健康世界》杂志执行副总编。

早产儿常见疾病诊断和治疗
作者简介

于广军

研究员、博导，上海儿童精准医学大数据工程技术研究中心主任，上海市儿童医院高危儿生长发育评价与早期发展促进中心负责人，上海交通大学医学院协同创新团队负责人，曾任上海市儿童医院院长。长期从事儿童保健管理工作，创建了多学科合作的高危儿管理模式，组织了上海首个捐赠母乳库。负责上海第四轮公共卫生行动计划"高危儿管理"项目。主编《高危儿管理》、《0-6岁育儿手册》和《儿童医生说》等著作，入选上海市领军人才。

"健康中国·家有名医"丛书编委会

丛书总策划：

王　韬　　上海市同济医院急诊医学部兼创伤中心主任、
　　　　　主任医师、教授

丛书副总策划：

方秉华　　上海市公共卫生临床中心党委书记、主任医师、教授
唐　芹　　中华医学会科普专家委员会副秘书长、研究员

丛书编委：

马　骏　　上海市同仁医院院长、主任医师
卢　炜　　浙江传媒学院电视艺术学院常务副院长、党委副书记
冯　辉　　上海中医药大学附属光华医院副院长、主任医师
许方蕾　　上海市同济医院护理部主任、主任护师
李本乾　　上海交通大学媒体与传播学院院长、教育部"长江学者"
　　　　　特聘教授
李江英　　上海市红十字会副会长
李春波　　上海交通大学医学院附属精神卫生中心副院长
　　　　　上海交通大学心理与行为科学研究院副院长、主任医师
吴晓东　　上海市医疗急救中心党委书记
汪　妍　　上海电力医院副院长、主任医师
汪　胜　　杭州师范大学护理学院党总支书记兼副院长、副教授
宋国明　　上海市第一人民医院党委副书记、纪委书记、副研究员
张春芳　　上海市浦东新区医疗急救中心副主任
张雯静　　上海市中医医院党委副书记、主任医师

苑 杰 华北理工大学冀唐学院院长、主任医师、教授

罗 力 复旦大学公共卫生学院党委书记、教授

周行涛 复旦大学附属眼耳鼻喉科医院院长、主任医师、教授

唐 琼 上海市计划生育协会专职副会长

陶敏芳 上海市第八人民医院院长、主任医师、教授

桑 红 长春市第六医院主任医师、教授

薄禄龙 海军军医大学第一附属医院麻醉科副主任、副主任医师、
副教授

本书编委会

主 编 于广军

副主编 陈津津 龚小慧 田 园

编 委（按姓氏笔画为序）

马晨欢 王莎莎 冯金彩 乔 彤 刘 锋

李晓艳 沈云琳 张媛媛 张 婷 陈一欢

陈 芳 陈 豪 赵艳君 洪 霞 贾 佳

倪 坤 章春草 霍言言

秘 书 章春草

总　序

　　近日，中共中央办公厅、国务院办公厅印发了《关于新时代进一步加强科学技术普及工作的意见》，从加强科普能力建设、促进科普与科技创新协同发展等七个方面着重强调了科普是国家和社会普及科学技术知识、弘扬科学精神、传播科学思想、倡导科学方法的活动，是实现创新发展的重要基础性工作。这是对新时代科普工作提出新的明确要求，是推动新时代科普创新发展的重大契机。为响应号召，推进完成在科普发展导向上强化战略使命、发挥科技创新对科普工作的引领作用、发挥科普对于科技成果转化的促进作用的三大重要科普任务；促进我国科普事业蓬勃发展，营造热爱科学、崇尚创新的社会氛围，构建人类命运共同体，上海科学技术文献出版社特此策划推出"健康中国·家有名医丛书"。

　　健康是人最宝贵的财富，然而疾病是其绕不开的话题。随着社会发展，在人们物质水平提高的同时，这让更多人认识到健康的重要性，激发了全社会健康意识的觉醒。对健康的追求也有着更高的目标，不再局限于简单的治已病，而是更注重"未病先防、既病防变、愈后防复"。多方面的因素使得全民健康成为"热门"话题。

　　现代社会快节奏和高强度的生活方式，使我们常常处于亚健康状态。美食诱惑、运动不足、嗜好烟酒，往往导致肥胖，诱发高血压、高血脂、高血糖、高尿酸乃至冠心病、脑卒中，甚至损伤肺功能，造成肾功能衰退，而久病卧床又会造成肺炎、压疮、下肢血管栓塞等衍生疾病……凡此种种，严重影响人们的健康生活。

　　"经济要发展，健康要上去"，是每个老百姓的追求。"健康中

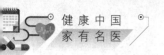

国"不是一个口号，也不是一串数字。人民健康是民族昌盛和国家富强的重要标志，健康是人们最具普遍意义的美好生活需要。该丛书遴选临床常见病、多发病，为广大读者提供一套随时可以查阅的医学科普读物。

这套丛书，为广大读者提供一份随时可以查阅的医学手册，帮助读者了解与疾病预防治疗相关的各类知识，探索疾病发生发展的脉络，为找寻最合适的治疗方法提供参考。为全社会健康保驾护航，让大众更加关注基础疾病的治疗，提高机体免疫力。在为患者答疑解惑的同时，也传递了重要的健康理念。

本丛书秉承上海科学技术文献出版社曾经出版的"挂号费"丛书理念，作为医学科普读物，为广大读者详细介绍了各类常见疾病发病情况，疾病的预防、治疗，生活中的饮食、调养，疾病之间的关系，治疗的误区，患者的日常注意事项等。其内容新颖、系统、实用，适合患者、患者家属及广大群众阅读，对医生临床实践也具有一定的参考价值。本丛书版式活泼大气、文字舒展，采用一问一答的形式，逻辑严密、条理清晰、方便阅读，便于读者理解；行文深入浅出，对晦涩难懂的术语采用通俗表达，降低阅读门槛，方便读者获取有效信息，是可以反复阅读、随时查询的家庭读物，宛若一位指掌可取的"家庭医生"。

本丛书诚邀上海各三甲医院专科医生担任主编撰稿，每册书十万余字，一病一书，精选最为常见和患者最为关心的内容，删繁就简，避免连篇累牍又突出重点。本套"健康中国·家有名医"丛书在 2020 年出版了第一辑 21 册，现在第二辑 27 册也顺利与广大读者见面了。

这是一份送给社会和大众的健康礼物，看到丛书出版，我甚是欣慰。衷心盼望丛书可以让大众更了解疾病、更重视健康、更懂得未病先防，为健康中国事业添砖加瓦。

2022 年 10 月

目　录

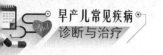

早产和早产儿住院期间常见问题

早产儿如何分类？

早产儿是指出生胎龄＜37周的新生儿。根据出生时胎龄，进一步细分：＜28周为超早产儿，28^{+0}～31^{+6}周为极早产儿，32^{+0}～33^{+6}周为中期早产儿，34^{+0}～36^{+6}周为晚期早产儿。根据出生体重分类：2 500～3 999 g为正常出生体重儿，＜2 500 g为低出生体重儿，其中＜1 500 g为极低出生体重儿，＜1 000 g为超低出生体重儿。

根据胎龄和出生体重的关系分类：出生体重在同胎龄平均体重的第10～90百分位为适于胎龄儿，＜第10百分位为小于胎龄儿，＞第90百分位为大于胎龄儿。在早产儿中，胎龄＜32周或出生体重＜1 500 g者临床问题较多、病死率较高，是早产儿管理的重点。

早产有哪些危害？

产科和新生儿重症监护技术的发展与医疗条件的改善，使早产儿的存活率明显提高。然而，存活并非医疗和保健的最终

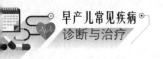
目的,早产带来的个体、家庭、临床和公共卫生问题,都不容忽视。早产始终是全球婴儿死亡的首要原因,5 岁以下儿童死亡的第二原因(在我国均为首要原因)。此外,早产还易伴发脑室周围—脑室内出血、脑室周围白质软化等脑损伤,出现神经、精神发育障碍,进而影响个体生存质量和个体发展:如生长发育迟缓、语言、认知、运动、智能发育落后甚至脑瘫。因为早产儿过早脱离母体,各器官尤其是脑部的发育不够成熟,即使未出现脑损伤,其体格、神经系统发育仍受一定影响。早产儿出生体重越轻、出生时伴有较严重并发症如颅内出血、脑白质受损等,则更易出现神经、精神发育障碍。有数据表明,与足月儿相比,早产儿出现脑发育迟缓的发生率明显较高,出生胎龄 26 周的早产儿,无任何发育障碍或行为问题的比例仅 20%。早产儿中的极低出生体重儿 50%会出现发育障碍如智能低下、发育迟缓和学习困难等;约 5%～15%会发生严重的神经系统缺陷,主要表现为脑性瘫痪。

对于早产儿家庭而言,早产带来的经济负担也是显而易见的。早产儿家庭除了要负担住院早产儿的早期治疗费用,在出院后家庭在其健康、教育等方面的花费亦将不断积累。

早产儿出生后如何保暖?

早产儿出生后即应给予保暖,产房温度应保持 27 ℃～28 ℃。出生后迅速将全身擦干,放在预热棉毯中,尽量不让患儿裸露,在复苏处理后尽快放在预热的暖箱中。维持恒定的适中温度对早产儿非常重要,早产儿暖箱适中温度根据不同出生体重和日龄在 32 ℃～35 ℃左右。暖箱相对湿度一般为 60%～80%,胎龄和出生体重越低,暖箱相对湿度越高,对超低出生体重儿,暖箱湿度对维持体液平衡非常重要,但要注意预防感染。为保持体温稳定,早产儿的各种医疗操作都是尽量在暖箱中进行的,如需暂时离开暖箱亦应注意保暖,对出生体重较大(＞2 000 g)的早产儿也可以用开放式、辐射式保暖床并盖以塑料薄膜进行保暖。

光线和噪声对早产儿有哪些影响?

光线。视觉是感觉系统中最晚发育的系统,因此它也是出生时最不成熟的系统。而 NICU 持续明亮的光线易影响早产儿的生理及行为,早产儿可表现为不安定,出现一系列应激反应,易发生耗氧增加、呼吸加快、呼吸暂停、体重增长不理想、睡眠受干扰、睡眠状态改变等状况,很难建立昼醒夜眠的节律,而其后期的睡眠质量也会因此受到影响。长期处于噪声环境中时,人的耳感受器可发生器质性改变,出现听力减退甚至丧失。新生儿在这种环境下易出现激惹状态,严重时神经错乱并易诱发其他疾病。突然出现超过 82 dB 的冲击噪声可使早产儿发生听力障碍。

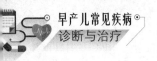

其他环境刺激对早产儿有何影响？

不良的味觉、嗅觉和过度的触觉刺激也会对早产儿产生影响。胎儿在子宫内不断吞咽羊水，故对妈妈身上的味道非常熟悉，而出生后，接触到的是做口腔护理的小苏打或生理盐水的咸味；嗅到的通常是酒精、消毒液、橡胶手套或医务人员身上的气味等。患儿可能为了躲避这些刺激而表现出心率、呼吸等改变。

触觉刺激可来自多方面，患儿会对一天中接收的过多、过度接触可表现出心率、血压、血氧饱和度、颅内压力等变化。新生儿可能会认为所有的接触都是疼痛的来源，继而出现哭闹、反抗和逃避等行为。而口鼻腔吸引分泌物、经口留置胃管、经口气管插管等新生儿的口腔体验，通常是不愉快甚至是疼痛的刺激，可使新生儿口腔过度敏感，同时也影响其吸吮，日后可能出现吸吮、吞咽及喂食的困难。

疼痛和体位对早产儿有哪些影响？

无论足月儿还是早产儿，出生后即具有感受疼痛能力，尽管其神经系统仍在发育之中，但足以对有害刺激传递、感知、回应，甚至记忆。其疼痛传导通路因缺乏良好的抑制作用，会产生夸大的疼痛反应，感知到的疼痛往往比婴儿、成人更弥漫、强烈和持久。作为第五大生命体征，新生儿疼痛评估的方法可以从生理指标、行为表现并结合疼痛的评估工具进行综合考量。

　　胎儿在母亲子宫内时被温暖的羊水包裹，屈曲的姿势在子宫有限空间内感觉温暖、舒适和安全，使其在放松的姿态下舒展动作。而出生后早产儿往往被安置于暖箱内，且全身裸露，脱离了原有的固定环境，使其缺乏边界感和安全感，轻微刺激即可产生全身应激反应，表现为惊跳、拥抱反射等。因此早产儿无论是仰卧位、侧卧位或俯卧位，都应使其处于生理体位。通过合理摆放体位，促进其身体屈曲与伸展的平衡，从而进一步发展手—口综合能力，即能通过手接触面部来促进手与头之间互动，同时也能促使脑垂体分泌各种促激素，特别是生长激素，促进早产儿体质量较快增长；而吸吮手指或拳头起到非营养性吸吮作用，使早产儿自我安慰。值得注意的是，任何操作后患儿的体位都会发生改变，都需要给他重新摆放体位，支持和帮助其恢复安静。通过采用减少疼痛等措施，使婴儿增进奶量、体重增加，加强视听觉的发育，并促进其自主调节能力、认知能力、神经系统发育方面的发展。

NICU 里如何调整环境以减少早产儿的刺激？

　　强光的调节。对于强光的控制可根据不同的床单位采取相应的方法，对于在暖箱内的早产儿在心电监护下运用暖箱罩，通过遮盖/打开方式来模拟黑夜和白天的光线变化。而在远红外

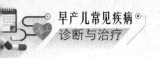

辐射台和婴儿床中的早产儿,日常可根据昼夜来调节病房亮度治疗和护理集中进行,需要强光时应避免早产儿眼部受到光线直射,必要时可用黑色眼罩遮盖眼睛,结束后调暗灯光,锻炼早产儿感觉昼夜的能力。

噪声的控制。工作中应采取综合管理措施,尽量控制噪声,整体音量应在 60 dB 以下。通过设置安静时间段,以促进早产儿进入深睡眠,以维持生理状态稳定。具体方法:每个班次在一个时间段内将病室光线调暗,同时降低各种噪声源,除必须医疗护理操作外尽量不打扰新生儿。此外,在硬件设施上可通过噪声吸收天花板、厚窗帘和铺设临床地毯来减少噪声的刺激。通过以上一系列综合干预将噪声控制在最低限度。

什么是早产儿的发展性照顾?

发展性照顾(Developmentally care)又称为发育支持护理,起源于 20 世纪 80 年代,在美国、日本等国家率先发展,这种新生儿照护的新理念旨在通过各种手段来减少 NICU 不良环境刺激对早产儿生长发育的影响,营造更好的适应环境,以促进其生长、发育并获得生理、肢体活动互动间的平衡。发展性的照顾模式把每个早产儿作为一个生命的个体,根据早产儿个体情况分别采取个性化护理,并注重其对行为的呼唤以及整体环境对其生长发育的影响。根据情况及时评估早产儿,以便随时调整发展性照顾方案。

发展性照顾是在婴儿与医务人员及家属之间的相互作用影响下显现出来的。通过观察婴儿的行为反应,使护士对干预措施作出及时的调整;而婴儿根据自身的需求,通过非语言信息的传递获得护理干预,从而满足自身的发展。发展性照顾是对婴儿进行不间断的评估过程,需要针对婴儿的发展需求进行持续的监测与反馈,及时制订个体化护理,促进其尽早适应宫外的环境。

早产儿的发展性照护包括哪些内容?

早产儿的发展性照护主要内容包括了以下几点:①采用袋鼠式拥抱、辐射台、暖箱等方式维持早产儿合适的体温;②合理喂养,提倡尽早母乳喂养;③体位护理,如为早产儿提供由柔软的毛巾包绕其手脚及躯干等类似鸟巢式的体位支持,增加其安全感;④各种治疗和护理尽量集中进行,以减少对睡眠的打扰,保证完整的睡眠时段;⑤抚触,通过皮肤接触满足早产儿对抚慰的需求;⑥主张操作前唤醒早产儿,开展呼唤式护理;⑦给予安抚奶嘴等非营养性吸吮方式,减轻早产儿疼痛舒缓情绪。

什么是袋鼠式护理?

袋鼠式护理(kangaroo mother care, KMC),又名皮肤接触

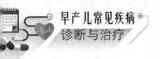

护理,是指父母亲以类似袋鼠、树袋熊等动物照顾幼儿的方式,借由皮肤接触皮肤的方式,将早产儿直立式地贴在父母亲的胸前,为早产儿提供其所需的温暖及安全感。将早产儿包裹好尿布放在父母赤裸的胸前,让他听到父母的心跳,背部可盖毯子;同时指导父母识别早产儿的一些行为暗示、认识其个性化的表现,在真实的情景中让父母学会与孩子的交流互动。通过早期持续的皮肤接触,可促进缩宫素的分泌,并有助于安抚母亲及婴儿双方的情绪;有助于建立母乳喂养,并得到喂养问题的系列指导;生理性指标更稳定的同时亦可缓解操作性疼痛。KMC以低廉的费用得到高质量的新生儿护理,从发展中国家起源,目前在发达国家中也广泛开展。

袋鼠式护理中,早产儿头颈部稍后仰但避免过度伸直,下颌在中心位置稍并向下内收,膝盖维持在中心位,臀部和膝盖屈曲成90°,肩膀向前屈曲避免内收,手放在嘴边以满足自我安慰同时也可发展手—口综合能力。将早产儿置于"鸟巢"中央,使其四肢能触及边界,此时早产儿的姿势与胎儿在宫内的姿势相似,可使其感觉更舒适、安全,可减少哭闹增加其安全感。

什么是非营养性吸吮?

早产儿往往不能接受经口喂养,而非营养性吸吮起到了非常重要的作用,它通过刺激兴奋口腔迷走神经,使胃肠激素水平发生改变,引起胃泌素、胃动素、胰岛素水平升高,而生长抑素水平下降。在这当中,胃泌素起到刺激胃动力使胃肠蠕动能力增加,同时还刺激胃肠黏膜发育成熟的作用;胰岛素则可促进营养物质的贮存;而生长抑素的减少促进了排空。在这些激素的共同作用下,非营养性吸吮促进了早产儿吸吮反射的成熟,吸吮力增强,增加口腔满足感,使进奶量增加,从而减少一些身体上无意义的活动及哭吵,降低机体的消耗。此方法亦被用作缓解新生儿疼痛的方式之一。

什么是新生儿抚触?

作为新生儿照顾的技术之一,抚触简单易学,可作为早教内容教会父母,以便于在家中也可进行。抚触者应带着愉悦的心情,并注意与新生儿互动与交流,通过有顺序、有节奏地按摩皮肤,兴奋分布在皮肤上的感觉神经末梢,以刺激神经系统发育,并促进新生儿早期的神经行为发育。抚触应在新生儿较安静、不累、不饿、清醒的状态下进行,室温控制在 28 ℃～30 ℃,湿度50％～60％。

抚触时间先从 5 min 开始,待其适应后逐渐延长至每次15～20 min,每天 1～2 次。采用正规国际标准法,按头面部、胸部、腹部、四肢、手足、背部到臀部的顺序,力度由轻到重,注意揉搓大肌肉群,进行全身的按摩。抚触时注意观察新生儿的表情和反应,评估其对力量的承受程度,以便做相应调整。

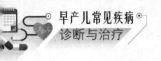

在抚触中,妈妈可以轻柔缓慢地和宝宝说话。研究显示,母亲的声音可刺激早产儿,提高经口喂养率、增加喂奶量以及每天的喂奶次数,有利于早产儿心率稳定,提高血氧饱和度,减少呼吸暂停、心动过速等紧急症状的发生,促进睡眠和安静的警觉状态。

早产儿出院前要做哪些准备?

对于早产儿来说,出院时家长们往往怀着既兴奋又忐忑的复杂心情,有研究者制订并应用"提升早产儿出院家庭准备度的最佳循证实践方案"来帮助早产儿主要照顾者掌握必要的照顾知识和技能,提升早产儿出院家庭准备度,从而保障居家安全、降低再入院率。研究者提出了基于最佳实践证据的 4 条建议。

其一,家庭成员在入院时就应加入出院计划的制订。其二,对早产儿照顾者应进行三大方面的评估:照顾能力(基本照护能力,用药、营养、早期疾病症状和体征的识别和处理及其他特殊照顾的需求);心理社会准备度(教育水平、有无药物或物质滥用、抑郁、独居、家庭支持、父母关系、家庭环境、语言障碍);可及的资源(经济情况、居住环境)。其三,主要照顾者的人数至少 2人。其四,根据早产儿家庭的需求和选择,采用合适的内容和方法提供个体化健康宣教,包括婴儿基础护理、用药或操作流程指导、家庭环境准备、睡觉安全措施、预防婴儿猝死综合征、心肺复苏、急救技能、对临床征象初步评估、安全措施，并评价健康宣教效果。

为何要重视早产儿出院后的随访？

随着 NICU 生命支持技术日新月异的发展，包括新生儿 ECOM、血滤、肺表面活性物质替代疗法、高频通气、亚低温治疗、经外周中心静脉穿刺置管、静脉营养等，早产儿的死亡率明显下降，存活率显著提高。但当这些早产儿艰难度过最危险阶段，还可能面临发育迟缓（mental retardation，MR）、脑瘫（CP）、视觉和听觉障碍等一系列难点，并涉及预后。因此，出院对于早产儿来说并不是治疗与护理的终止，而是一个新征程的开始和延续。早产儿随访的目的是为这些特殊群体提供延续治疗、护理和指导与支持，目的在于早期干预，改善脑功能，促进脑发育，降低人群的残障率。不只是对早产儿，随访系统的建立是特殊卫生保健的需求，同时也可衡量 NICU 的工作质量，并可获得系统、客观、连续资料为流行病学调查提供依据。

早产儿的营养管理怎么做？

早产儿更易发生营养物质缺乏，早期积极营养支持对降低早产儿患病率和死亡率起着关键作用。

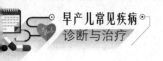

肠内营养适用于无先天性消化道畸形及严重疾患,血流动力学相对稳定者尽早开始肠内喂养。出生体重＞1 000 g 者可于生后 12 小时内开奶;出生体重＜1 000 g、有严重围产期窒息或脐动脉插管者,可适当延迟至 24～48 小时开奶。

经口喂养适合纠正胎龄≥32～34 周,吸吮、吞咽和呼吸功能协调,呼吸平稳的早产儿。管饲喂养适用于纠正胎龄＜32～34 周,吸吮和吞咽功能不协调,因疾病或治疗因素不能经口喂养的早产儿,或作为经口喂养不足的补充。微量喂养适用于无肠道喂养禁忌证,但存在胃肠功能不良的新生儿,尤其是超低、极低出生体重儿或危重早产儿,其目的是促进胃肠道功能成熟,改善喂养耐受性,不属于营养性喂养。

早产儿的营养素需求是怎样的?

早产儿的主要营养素需求包括:①能量:一般 105～130 kcal/(kg·d),部分早产儿可提高至 110～135 kcal/(kg·d),部分超低出生体重儿需要 150 kcal/(kg·d)才能达到理想体重增长速度。②蛋白质:一般 3.5～4.5 g/(kg·d), ＜1kg 者 4.0～4.5 g/(kg·d); 1～1.8kg 者 3.5～4.0 g/(kg·d)。早产儿蛋白质:能量=3.2～4.1 g∶100 kcal。③脂肪 5～7 g/(kg·d),占总能量 40%～50%。④碳水化合物:10～14 g/(kg·d),占总能量的 40%～50%。

早产儿的乳类怎么选？

早产儿的喂养,首选母乳喂养,次选捐赠母乳。母乳喂养至少持续至生后 6 个月;出生体重<1 800～2 000 g 早产儿,或出生体重≥2 000 g 早产儿、但纯母乳喂养体重增长不理想者,母乳量达 50～100 ml/(kg·d)时开始添加母乳强化剂,以满足早产儿追赶生长的需求。早产儿配方乳适用于胎龄<34 周或出生体重<2 kg 且无法母乳喂养者。其中普通婴儿配方乳适合胎龄>34 周、体重>2 000 g、体重达同胎龄儿第 25 百分位的早产儿且无法母乳喂养者;早产儿出院后配方乳(PDF)适用于纯母乳或普通配方喂养后体重增长不理想者。

早产儿出院前应进行喂养和生长的评估,根据出生胎龄、出生体重、喂养状况、生长评估以及并发症将营养风险的程度分为高危、中危和低危三类(见下表)。出院后对中危、高危的早产儿建议强化营养,强化方式包括母乳添加剂强化母乳或早产儿出院后配方乳(PDF)。强化营养的时间有个体差异,一般来说,中危、生长速率满意的早产儿需强化喂养至校正月龄 3 个月左右;而高危、并发症较多和有宫内外生长迟缓的早产儿需强化的时间较长,可至校正月龄 6 个月左右,个别早产儿可至 1 岁。强化喂养期间需定期监测生长指标以制订个体化喂养方案,生长指标达到生长曲线图的第 25～50 百分位左右(用校正年龄),可以转换成普通配方。转换期间需监测早产儿的生长情况和血生化

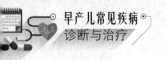

指标,如生长速率和各项指标的百分位数出现下降及血生化异常等,可酌情恢复部分强化,直至生长速度恢复正常。

早产儿营养风险程度的分类

早产儿分级	胎龄(周)	出生体重(g)	胎儿生长受限	经口喂养	奶量[ml/(kg·d)]	体重增长(g/d)	宫外生长迟缓	并发症
高危	<32	<1 500	有	欠协调	<150	<25	有	有
中危	32~34	1 500~2 000	无	顺利	>150	>25	无	无
低危	>34	>2 000	无	顺利	>150	>25	无	无

注:并发症包括下列任一条:新生儿支气管肺发育不良、新生儿坏死性小肠结肠炎、消化道结构或功能异常、代谢性骨病、贫血、严重神经系统损伤。

什么是肠外营养?

当新生儿不能或不能完全耐受经肠道喂养时,可完全或部分由静脉供给热量、液体、蛋白质、碳水化合物、脂肪、维生素和矿物质等,以满足机体代谢及生长发育需求。

肠外营养支持途径的选择主要取决于早产儿的营养需求量以及预期的持续时间,还应考虑早产儿的个体状况(血管条件、凝血功能等)。①周围静脉:适合短期(<2 周)应用,葡萄糖浓度应<12.5%,氨基酸浓度应<3.5%,渗透压不超过 900 mOsm/L;②中心静脉:常用脐静脉导管(UVC)、经外周静脉导入中心静脉置管(PICC)和中心静脉导管(CVC),适用于液体渗透压高或使用时间

长的情况,可耐受葡萄糖浓度15%～25%,氨基酸浓度5%～6%。

肠外营养组成和需要量包括:①液体量:因个体差异,需根据不同临床情况调整(表4)。②热量:80～100 kcal/(kg·d)。③葡萄糖:从4～6 mg/(kg·min)开始,每天增加1～2 mg/(kg·min),最大不超过11～14 mg/(kg·min)。全静脉营养时葡萄糖输注速率需≥4 mg/(kg·min)。④氨基酸:生后24 h内开始使用,选用小儿专用氨基酸。从1.5～2.5 g/(kg·d)开始,每天增加1.0 g/(kg·d),直至3.5～4.0 g/(kg·d)。⑤脂肪乳剂:生后24小时内开始使用,选用20%中长链脂肪乳。从1.0 g/(kg·d)开始,每天增加0.5～1.0 g/(kg·d),直至3.0 g/(kg·d)。⑥其他:添加电解质、维生素、矿物质和微量元素。

肠外营养有时候会有一些并发症:中心静脉导管相关血行感染;代谢紊乱:如高血糖、低血糖、高甘油三酯血症、代谢性骨病等,因此出现下列情况慎用或禁用肠外营养:休克,严重水、电解质紊乱,酸碱平衡失调,未纠治时,禁用以营养支持为目的的补液;严重感染,严重出血倾向,出凝血指标异常者减少脂肪乳剂剂量;血浆TG>2.26 mmol/L时脂肪乳剂减量,如TG>3.4 mmol/L暂停使用脂肪乳剂,直至廓清;血浆间接胆红素>170 μmol/L时减少脂肪乳剂剂量。

母乳库是什么?

母乳库亦称人乳库,是一项为满足特别医疗需要而招募母乳

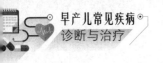

捐献者、收集捐赠母乳,并负责母乳的筛查、储存和分配的专业机构。母乳库一般不收集和储存提供给自己婴儿食用的亲母母乳,使用母乳库的捐赠母乳必须由具备相关执业资格的医师开具处方。

母乳库的建立与发展已经历100多年。1909年,最早的母乳库在奥地利维也纳成立,之后第二家母乳库于1910年在美国波士顿成立,第三家母乳库于1919年在德国爱尔福特市成立。20世纪60年代,由于新生儿医疗的进步与婴儿配方奶的研发上市,一度使母乳库的运行与发展受到影响。20世纪80年代,受HIV传播的影响,全球范围很多母乳库受到冲击而被迫关闭,并一直持续到20世纪90年代。随着近20年来大量对母乳的安全性及优越性的研究证据出现,母乳库的建设再次受到重视,并得以在全球迅速发展壮大。

由于经济、宗教和文化等方面的差异,母乳库在全球的发展呈现明显的不平衡状态。目前全球40多个国家建立了约500家母乳库。大部分的母乳库集中在欧洲和南美地区,亚洲的母乳库发展晚于欧美,目前在印度、菲律宾、中国、日本等国家也相继建立了母乳库。第一个母乳库协会——北美母乳库协会于1985年成立,2010年成立了欧洲母乳库协会,各协会相继颁布了母乳库管理标准与指南,有效地促进了各地母乳库的规范管理及安全运行。

为何要建立母乳库?

作为自然、安全和完整的天然食物,母乳可完全满足新生儿生命最初 6 个月生长发育的所有需要。为促进新生儿最佳生长、发育和健康,世界卫生组织推荐婴儿出生后的最初 6 个月内完全接受纯母乳喂养。当新生儿妈妈因为某些因素如疾病导致无法实施亲母母乳喂养时,母乳库的捐赠母乳则是这些宝宝的最佳食物来源。WHO 和联合国儿童基金会(United Nations International Children's Emergency Fund, UNICEF)在 1980 年联合发表声明:在母亲不能亲自哺乳的情况下,如有可能,应选择其他来源的母乳作为这些婴儿的首要食物,在适当情况下建立母乳库。

母乳喂养对足月儿和早产儿都同样重要,美国儿科协会和欧洲儿科消化道疾病肝病与营养学会均明确推荐新鲜的亲母母乳为早产儿食物的第一选择,在早产儿无法获得亲母母乳喂养时,应选择合格的捐赠母乳。为了招募母乳捐献者、收集和储存捐赠母乳,并保证捐赠母乳的安全以及合理分配,就需要依赖一个母乳标准化收集、处理与发放的程序及场所,这一机构即为母乳库。

怎么运行母乳库？

母乳库的场地应包括母乳采集室、母乳处理室、母乳检测室、母乳存储室、资料档案室、办公室等。基本设备应包括医用级吸乳器、母乳储存容器、巴氏消毒设备、2 ℃～8 ℃专用普通冰箱、−20 ℃以下专用低温存储冰箱、超净工作台、计算机等,有条

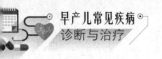

件的情况下应配置母乳成分分析仪。母乳库工作人员应由有资质的儿科或产科医师、儿科或产科护士组成,其他人员包括实验室、仪器设备维护以及保洁人员等,这些人员必须接受专业培训,以确保母乳库操作安全。

母乳捐献者应当是健康的、可信任的哺乳期女性,并且有充足的母乳满足自己婴儿需要,在符合捐赠条件下自愿捐赠多余的母乳。成为一名合格的母乳捐献者必须符合以下条件:健康并且可信赖;有良好的生活习惯(不抽烟、不饮酒、不喝茶、不吸毒、生活规律等);无长期的药物治疗史及近6个月内无血制品输注史;6个月内的血清学检测合格:HIV-0、HIV-1、HIV-2、人类T细胞白血病病毒1/2型(HTLV 1/2)、丙肝病毒、乙肝病毒、梅毒、巨细胞病毒(CMV)IgM阴性。抽烟、饮酒、使用违禁药物、有传染性疾病的高危因素的哺乳妈妈不能进行母乳捐献,比如过去3个月去过热带病流行区,在过去12个月内的性伴侣有HIV、HTLV或其他传染性疾病高危因素者等。在捐献期内如出现感染或其他疾病需要治疗时,应停止母乳捐献。

捐赠母乳可在母乳库进行现场采集或者由捐献妈妈在家里采集,收集与储存过程中的每一个步骤都必须严格注意清洁卫生。在采集母乳前,捐献妈妈需先清洁手和乳房,挤乳方式可采用直接手挤、电动或手动吸乳器挤乳。所有挤乳设备必须符合卫生标准,吸乳器所有配件都应注意清洁和消毒。挤出的母乳置于专用的母乳储存容器中,比如说储乳袋、储乳瓶等。

如何保存和消毒母乳库的捐赠母乳？

母乳库现场采集的母乳应立即放入冰箱 4 ℃冷藏,第一时间进行消毒。标明捐赠者编号、采集时间及消毒时间,并储存在-20 ℃以下的医用存储冰箱。捐献妈妈在家采集的母乳必须在每一瓶上写明其姓名、年龄、采集日期。在入库前母乳需放置在 4 ℃的冰箱,并在 24 小时内置于-20 ℃的冷冻层进行冷冻保存,在入库运输过程中,母乳应始终处于冷冻状态。母乳库冰箱应进行严格的温度控制,工作人员需每天检查冰箱温度。

目前母乳的消毒主要是采取巴氏消毒法:62.5 ℃,30 分钟。巴氏消毒结束后,应立即用冷水快速冷却。母乳库捐赠母乳的细菌学检测主要包括巴氏消毒前和巴氏消毒后检测,部分母乳库只对巴氏消毒后的捐赠母乳进行细菌学检测。细菌学检测标准:巴氏消毒前总活菌不超过 10^5 CFU/ml 或金黄色葡萄球菌不超过 10^4 CFU/ml;而在巴氏消毒后不能有任何种类的细菌生长。

根据实际情况,冷冻母乳可放置在冰箱冷藏室 4 ℃缓慢解冻,解冻时间不超过 24 小时;需要快速解冻的话,可将母乳放置于不超过 37 ℃的温水容器中或在微温的流动水下解冻。

母乳库里的捐赠母乳适合哪些早产儿？

捐赠母乳适用对象主要为临床早产儿,主要包括以下对象:

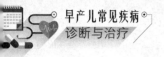
早产儿/低出生体重儿(极低出生体重儿和超低出生体重儿);严重感染性疾病患儿如休克、败血症等;重大手术后,特别是肠道手术或心脏病术后出现喂养困难或喂养不耐受的新生儿/婴幼儿;严重牛奶蛋白过敏并出现生长发育迟缓或营养不良患儿;免疫缺陷、肿瘤放化疗后的患儿;某些先天代谢异常如慢性肝/肾功能不全患儿;以及其他需要添加母乳支持的医学指征婴幼儿。当母乳库捐赠母乳充足时,还可以扩大适用范围,比如母乳缺乏或母乳不足、母亲疾病需暂停母乳喂养、亲母母乳可能对婴儿有健康危害等情况。

母乳库的母乳是具有相关执业资质的医师开具处方申请,写明原因与用量,监护人需签署受乳知情同意书,母乳库根据乳量分发并做好记录,按要求派送至专科,由专科护士签字验收,冰箱冷藏室保存并登记解冻时间,最后由专科护士根据医师的饮食医嘱分次喂养,专科医师或营养师应随访疗效,并记录不良反应。

母乳库里的捐赠母乳安全有效吗?

基于安全考虑,母乳库收集的捐赠母乳在绝大部分情况下都必须进行巴氏消毒,这样就可能导致一些对热敏感的母乳成分减少或者丢失。分析比较巴氏消毒前后的母乳成分,确实发现有一些成分减少或者完全被破坏,例如热处理会破坏一些抗感染的免疫成分,比如说补体 C3、IgA、IgG、IgM 等。巴氏消毒也会直接杀死母乳中的一些活细胞,比如说淋巴细胞和胚胎干细胞;对热敏感的酶和生长因子也会被巴氏消毒破坏;除此之外,一些营养成分也会不同程度的受到影响。

早期研究表明使用巴氏消毒后母乳喂养的低出生体重婴儿的感染发生率(14.3%)要高于未经巴氏消毒母乳喂养的低出生体重婴儿(10.5%),但明显低于配方奶喂养的低出生体重婴儿的感染发生率(33.3%)。多项临床研究显示捐赠母乳可有效改善早产儿的临床结局。

捐赠母乳喂养有利于早产儿的肠道功能建立,尽早实现全消化道喂养、减少肠外营养需求,降低早产儿坏死性小肠结肠炎的发生率。一项 Meta 分析显示,捐赠母乳喂养显著降低早产儿坏死性小肠结肠炎 79% 的发生风险。除此之外,捐赠母乳喂养也可明显减低感染性疾病、远期心血管等疾病的发生率。这些研究表明捐赠母乳在成分受到热处理的影响下,仍可以有效地促进婴幼儿健康。经过严格的捐献者筛查与巴氏消毒,由捐赠母乳传播疾病的潜在风险大为降低,近几十年并没有由母乳库捐赠母乳传播疾病的事件报道。

早产儿的体格发育监测

◖ 早产儿的体格发育有什么规律？

对于早产儿,出生体重和生后体重增加是两个需要考虑的因素。从出生体重来看,早产是妊娠不良的一个无奈的结局,因此,早产儿的体重通常小于子宫内同胎龄儿,这也就意味着在怀孕期间宫内生长出现一定程度的减速。孕 25～26 周的早产儿,出生体重通常比同胎龄儿低 50～100 g,这一差异在孕 30～31 周上升至 200～300 g。从产后的生长情况来看,早产儿通常伴随着疾病,肠内和肠外营养不良,导致其体重增长缓慢,并且基于不同的出生体重,婴儿也会呈现不一样的生长趋势。因而,孕 32 周之前出生的早产儿,达到 40 周时平均体重比足月儿低,且大于一个标准差。目前使用的生长曲线基于一个前提,即在校正胎龄 40 周时,早产儿的体重应达到足月儿的出生体重,早产儿至足月的短时间内,体重通过追赶会达到最佳的健康结局。然而,没有证据表明,这种追赶是早产儿的最佳生长模式,而且很多研究者认为可能是有害的。

另一方面,早产儿早期快速增重与婴儿时期发育结局的改善有关。因此,存在一种复杂的权衡:即通过减缓增重避免不良代谢结局和通过增重来改善精神发育不良结局。然而,值得注意的是,至今尚未有其他的实验研究来证实通过"积极"的营养方案,使早产儿快速生长可改善神经发育不良结局。体重快速增加和神经发育改善之间是否为因果关系仍然没有答案,非营养因素也可能起到了一定的作用。

小于胎龄儿的体格发育有什么规律?

大多数小于胎龄儿(Small for Gestational Age Infant, SGA)在最初的几个月里都经历了追赶性增长,随后是正常的生长模式。大约85%的SGA儿童在2岁时赶上。SGA儿童处于身材矮小的高风险,10%的人在成年后身高继续低于第3百分位数。生长激素/胰岛素样生长因子(growth hormone/insulin-like growth factor, GH/IGF)轴在促进人类胎儿生长以及婴儿和儿童时期的生长方面起着重要作用。典型的GH缺乏在SGA人群中罕见,在SGA儿童中已经报告了GH/IGF轴的异常。SGA婴儿出生时的IGF1和IGF-结合蛋白的平均血清水平在出生时比AGA低大约1个标准差。然而,年长后SGA儿童的血清IGF1水平是有争议的。一些研究者认为,SGA儿童追赶生长后IGF1水平高于AGA儿童。

另一些专家认为,SGA儿童的IGF1保持持续低水平。SGA人群中发现有IGF1基因缺失、点突变和多态性。SGA儿童IGF1的长期异常可能与生命后期的代谢性疾病有关。一般出生后增长模式可以分为三个阶段:婴幼儿、儿童期和青春期。任一阶段的生长落后可降低增长潜力,最终导致成年期身材矮

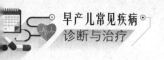

小。生长落后的 SGA 儿童，未能达到目标高度范围，整个童年到成年的身材仍将矮小。追赶生长的机制尚不清楚。更高的 GH 基线水平表明分泌更多的激素，这是早期追赶生长的一个因素。另一方面，出生体重、出生身长、孕龄、父母身高均值也被确定为影响追赶生长的因素。

SGA 婴儿期的快速增重似乎与脂肪量增加有关，而非肌肉。SGA 出生后早期追赶生长而非 SGA 本身，已被指出是发生心血管疾病的危险因素。目前认为，SGA 追赶生长有较高风险患心血管代谢疾病，足月 SGA 追赶生长，其胰岛素抵抗高于足月 AGA。在动物研究中，胎儿蛋白受限后被迫追赶生长会影响脂肪基因的表达。

0～2 岁出现追赶生长的 SGA 孩子，5 岁时，比其他孩子更胖且中央脂肪分布更多。相较于 2～4 岁体重增加的速度，SGA 孩子在 4 岁时的总脂肪量和腹部脂肪量与 0～2 岁之间的相关性更为密切。儿童时期的体重增加是成年早期身体成分的一个重要的决定因素，出生时的大小并没有那么重要。生命最初 3 个月，更高的体重/身高，与 21 岁时代谢综合征的高患病率相关，而非低出生体重。

体格生长评估的标准差法是什么？

标准差法(Standard Deviation)是在基层儿童保健门诊工作中应用广泛的常见的体格生长发育评价方法之一，此法适用于正态分布的状况。将参考数据按平均值加减一个标准差,加减两个标准差,然后分成六个等级区间,评估调查对象在哪个等级区间内。用标准差法评价人体营养状况的时候,$>\bar{x}+2SD$ 为上等,$\bar{x}+SD\sim\bar{x}+2SD$ 为中上等,$\bar{x}-SD\sim\bar{x}+SD$ 为中等,$\bar{x}-2SD\sim\bar{x}-SD$ 为中下等,$<\bar{x}-2SD$ 为下等。

体格生长评估的百分位法是什么?

百分位法是全球常用于评价体格生长发育的方法,此法适用于正态/非正态分布的状况。鉴于体格测量数据的分布常为非正态,因此,用均值及标准差来表示不太适合,建议使用百分位法进行评价。该方法按照不同性别的各年龄段的参考标准数据,由小至大分为 100 份,第 10 份的数据即为第 10 百分位,第 75 份的数据即为第 75 百分位。根据需要分成不同等级(或若干组段),比如,25~50 百分位、50~75 百分位。评价生长情况时,按照测量的数值,与对应性别年龄段的参考标准百分位数进行比较,评估属于哪一等级(组段)。这种方法的优点是可适用于正态或偏态分布指标,同时,因其表达方式较为直观,方便人们理解。

体格生长评估的曲线图是什么?

曲线图即定期将儿童的体格测量值画在相应的图上形成系

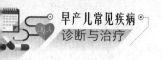

统的曲线,将儿童的年龄作为横坐标,纵坐标为儿童的生长数据指标,进行儿童生长发育评估。生长发育图在国内外普遍使用,考虑到有些生长指标为非正态分布,多采用适用于任意分布资料的百分位数图,其优点是评价结果易于理解和解释,可以直观、清晰、快速了解儿童生长情况,不但可以评估生长发育的水平,而且可以清楚地看到儿童的生长趋势,通过计算生长速度,早期发现生长偏离的情况,以便及时采取措施干预。

生长曲线图是动态监测儿童生长发育状况的重要测评工具,年龄连续,计算简便,通过目测就能方便快捷地评估儿童的生长发育情况,家长使用时易于解释和理解,尤其适用于儿保工作者和临床医务人员。

如何测量早产儿的体重?

判断早产儿生长发育及营养状况最重要的指标之一即体重,其为早产儿健康结局的重要预测因子。出生体重及其增长速度与早产儿的近期发病率和死亡率密切关联,此外,与神经系统发育的不良结局和远期成人慢性病的发病风险关联。对体重变化进行定期监测将有助于制订与评估早产儿喂养、护理和治疗方案的选择,具有重要的临床意义。建议住院期间监测体重情况为每天1次,出院至校正胎龄足月的婴儿为每星期1次,校正胎龄足月至2岁的早产儿视情况而定,可为每1~3个月1次。

测量体重前,应排空大小便,脱去外套、鞋、袜和帽子套,仅穿短袖、短裤或背心。12 月龄内的婴儿卧于婴儿专业秤盘中，12～36 月龄幼儿测量时蹲于体重秤台中央，3 岁以上儿童脱鞋后站在画好脚印的踏板适中部位，为保证准确性，儿童双手自然下垂，不可接触其他物品。体重以 kg 为单位，精确到小数点后面两位。

如何测量早产儿的身高/身长？

在我国，早产儿的生长迟缓发生率高达 57%，且易延伸至儿童时期，对儿童近期及远期成年后的身高均有不可逆转的损害，因此，监测身高/身长变化对早期发现早产儿身高异常现象尤为关键。身高/身长是一项线性生长发育指标，评价早产儿的营养状况时可与体重指标相结合。从出生至足月的身高/身长的监测时间一般建议每星期 1 次，从足月到 2 岁，可以每 3 个月评估1 次。

对于 3 岁以下婴幼儿，应采用量卧位的身长，脱去鞋和袜，穿单裤，面向上平躺于量床底板中线上，测量者的助手固定头使头顶部接触头板，两耳保持同一水平，两侧耳上缘和眼眶下缘构成的连接线与量床底板垂直。测量者站在小儿右侧，左手抓住两膝，使双下肢相互接触并紧贴底板，右手移动足板至两侧足跟。两侧均有刻度的量床需要注意双侧读数保持一致。如使用携带式量板或无围板的量床，应保证足板底边与量尺紧密接触，注意足板面与后者垂直，读取刻度，数据精确到 0.1 cm。

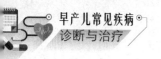

如何测量早产儿的头围和胸围?

早产儿头围是反映其脑发育情况的一个重要指标,早期监测有助于营养状况的评估,且对早产儿神经发育状况有重要预测价值。测量头围时,被测者可取仰卧位、坐位或立位,测量者立或坐于被测者之前或右方,用左手拇指把软尺零点固定于右侧眉弓上缘处,从头部右侧经枕骨粗隆最高处而回至零点,注意测量时软尺须紧贴皮肤,保持左右对称,读取刻度,保留至 0.1 cm。

胸围代表胸部、肺以及胸背肌、皮下脂肪的发育。因性别、气候、衣着、体格锻炼、营养状况不同,儿童胸围发育会有一定的差别。一般男婴较女婴胸围大一些,当胸围在正常范围内,就不必担心。

3 岁以下婴幼儿测量胸围时可取立位或卧位,3 岁以上儿童不要取坐位,应取立位。被测者须处于平静态,两手自然下垂或平放(卧位时),双眼保持平视,测量者站在其右方或前方,左手拇指将软尺零点固定于被测者胸前乳头下缘(对于乳腺已发育的女孩,应以胸骨中线第四肋间高度为固定点),右手拉软尺使其经右侧后背以两肩胛下角下缘为准,绕经左侧而回至零点,保证前后左右对称,软尺轻轻接触皮肤(对于 12 月龄以下小儿皮下脂肪松厚软尺宜稍紧),取平静呼、吸气时的中间读数,数据精确至 0.1 cm。

如何计算早产儿的身体比例指标？

　　早产儿摄入足量蛋白质同时可能导致能量摄入过多，易出现脂肪堆积。早期监测早产儿体脂的变化对于肥胖及相关疾病的预防具有重要意义。相较评价体重一个指标而言，采用身体比例指标筛查早产儿脂肪过量更为容易，因此，建议在进行早产儿体重评价的同时需要结合身高/长、身体比例等来评价其追赶生长是否合适。

　　身高标准体重，也称身长别体重，该指标能够很好地反映儿童的现时营养状况，受到世界卫生组织的积极推荐。在相同身高下的不同体重进行比较，排除了诸多影响身材发育差异的因素，比如遗传、种族差别、发育水平。该指标使用简便，能较为客观、灵敏和准确地评价早产儿营养水平。对于婴幼儿的参考值世界卫生组织推荐男女共用，对于3岁以上儿童应参照不同性别标准。BMI指数即体质指数，是衡量人体胖瘦程度的一个常用指标，也是评估是否健康的一个标准，由体重（kg）除以身高的平方（m^2）计算得出。该指标主要用于统计用途，尤其分析和比较一个人的体重对于不同高度的人所带来的健康影响时是一个可靠的评价指标。

早产儿的宫内生长曲线是什么？

　　宫内生长曲线，又称新生儿/胎儿生长曲线，该参照曲线按

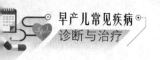

照不同胎龄的新生儿出生体格指标测量值建立,最先由
Lubchenco 等基于美国白种人活产的新生儿数据制订,对早产儿
及胎儿生长发育评价的发展起了极大的推动作用。宫内生长曲
线包括体重、身长、头围以及 Ponderal 指数(如下图),时间从孕
24 周到 42 周。出生体重在孕 38 周之后呈现出显著的性别差
异,但身长或头围在任何年龄段均无显著的性别差异。出于使
用的方便性,男女性别都显示在同一曲线中。身高在孕 33 周时
出现拐点,体重在孕 34 周时出现拐点,因此,Ponderal 指数持续
增长,直至体重减慢。曲线上婴幼儿的体重、身高(身长)和头围

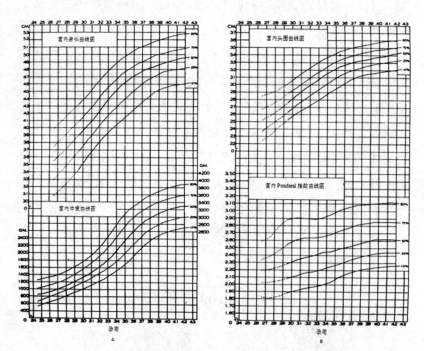

身长、体重、头围和 Ponderal 指数的宫内生长曲线

的测量值位置表明他在此孕周的生长范围内,可能是接近或者超过正常生长的范围。通过这个曲线图,可以确认婴幼儿的宫内异常生长模式。

随后 Fenton 等通过进一步深入研究,建立了胎龄别体重、胎龄别身长和胎龄别头围的参照标准,丰富了早产儿的生长评价体系。2013 年修订后的 Fenton 早产儿生长曲线图已被很多国家应用于临床实践,可在网址 http://ucalgary.ca/fenton 输入早产儿的生长指标进行 Z 评分和百分位的实际评估。女孩和男孩的 Fenton 曲线图表,通过将年龄由整周改为半周来确切地绘制年龄。较 2003 年的曲线,修订后的 Fenton 图表在所有三个参数(体重、头围和身高),女孩曲线略低,男孩略高。2003 年图表和修订后的图表中最引人注目的视觉和数值上的差异是相较2003 年的图表,男孩 40 周后的体重曲线变化,在 50 周达到最大的差异,分别是第三百分位数的 650 g,第五十百分位数的 580 g,和第九十七百分位数的 740 g。第二大差异是<37 周女孩身高生长模式的变低,身高的最大差异在 24 周达到 1.7 cm(第九十七百分位)。考虑到由于数据来源于发达国家,将来自环境的影响因素降到最低,因此这个生长曲线可能更适用于发达国家和发展中国家的早产儿。

生长曲线的使用对早产儿有何意义?

通过纵向随访不同出生体重或胎龄的早产儿体格指标来制

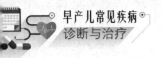

订生长曲线,有助于了解早产儿出生后体格生长发育的轨迹,适用于评估早产儿生后生长模式和生长速度。个性化生长曲线即根据个体生长情况量身定制的参考值,基本原理是采用多元曲线模型,应变量为足月新生儿的出生体重,自变量为母亲身高、体重、种族、产次和胎儿性别,得到不同胎龄儿体重的百分位曲线。因此,每一个个体的体重参照值是按照母亲的身高、体重、种族、产次、新生儿性别等量身定制而成。Claussion 等研究表明由此标准判定的生长缓慢早产儿,其不良预后发生率显著增高,可见个性化曲线能更为精确地进行生长评价。

什么是生长速率?

追赶生长不足可增加早产儿脑发育落后风险,而追赶过快也可增加成人期慢性病的发生风险。因此,美国儿科学会建议把胎儿宫内生长速率来作为早产儿住院期间生长速度的参照界值,即体重 15 g/(kg·d)、身长 1 cm/周、头围 0.5~1 cm/周。

Ehrenkranz 等分析了生长与神经发育的关联,提出在住院期间,早产儿合理的生长速度为:体重 12~21 g/(kg·d)、身长 0.8~1.1 cm/周、头围 0.8~1.1 cm/周。正常胎儿在宫内的生长速率也可作为早产儿早期生长的参照标准,即 15~20 g/(kg·d)。鉴于胎儿宫内生长呈非匀速,所以,在评估不同胎龄早产儿的生长速率时应参考胎龄见下表。

胎儿宫内生长速率参考

胎龄(周)	<28	28～31	32～33	34～36	37～38	39～41
体重增长 [g/(kg·d)]	20	17.5	15	13	11	10

早产儿足月后如何评价生长发育？

对早产儿足月后的生长评价依据校正年龄参照正常婴幼儿的生长标准,应用 2006 年世界卫生组织的儿童生长标准与群体横向比较,纵向生长速率可参照下表。

早产儿半岁以内的生长速率

校正月龄 （月）	体重增速 （g/周）	身高增速 （cm/周）	头围增速 （cm/周）
0～3	170～227	1	0.5
3～6	113	0.5	0.2

由于当前早产儿生长曲线的年龄范围多局限于胎龄 44 周以下,即使个别曲线延长至 50 周,但依然不能满足早产儿的生长评价,因此正常儿童生长曲线被广泛应用评价早产儿足月后的生长。2006 年世界卫生组织儿童生长标准中有 0～2 岁纵向生长数据,但该数据为健康足月儿的生长速率,鉴于早产儿的生长特点,故在追赶生长期间应超过足月儿的标准,考虑早产儿胎龄的影响,一般建议应用校正年龄直至 2～3 岁。

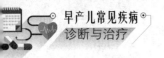
正常胎儿在宫内的生长速率和早产儿出生后生长速率参照值为纵向比较,可反映早产儿的生长趋势和追赶生长的特点。Fenton宫内生长曲线和世界卫生组织儿童生长标准属于横向比较,反映个体早产儿与同月龄群体间的差异。

一般认为充分发挥早产儿个体的生长潜力,各项体格发育指标都匀称增长,包括体重、身长和头围,适于胎龄早产儿达到校正月(年)龄的第25百分位(P25～P50)、小于胎龄早产儿＞P10应视为追赶生长比较满意。早产儿生后第一年,尤其6月龄前,是追赶生长的最佳时期。第一年也是脑发育的关键时期,追赶生长与早产儿神经系统发育密切关联。对于适于胎龄早产儿如出院后保证充足均衡的营养、喂养恰当、无严重疾病,大多数能在2年内追赶至同年龄儿。对于早产儿,关注生长趋势是生长评估的关键。通过采用个体生长曲线的关注动态变化,密切监测与标准生长曲线的关系,有助于对早产儿进行客观评价,以期有针对性地指导和干预。

早产儿的常见疾病

如何识别新生儿先天性心脏病？

　　产前超声诊断常常可以识别出结构性异常，包括先天性心脏病(congenital heart disease，CHD)、膈疝以及先天性囊性腺样畸形；但是CHD检测的敏感性会因操作者的专业技术、孕龄、胎方位及缺陷类型而有很大差异。因此，产前超声检查可能会遗漏部分发绀型CHD患儿。

　　产前超声没有发现的先天性心脏病，可根据病史、体格检查、胸片及高氧试验进行临床诊断，通过超声心动图确诊。还原血红蛋白浓度超过 5 g/dl 时即可观察到发绀，可以分为中心性发绀和周围性发绀，由动脉血氧饱和度降低引起的发绀称中心性发绀，其可能由几种不同的病理机制引起，这些机制由心脏疾病、肺部异常或异常血红蛋白病导致。

新生儿先天性心脏病的常见原因是什么？

　　早产儿容易出现先天性心脏病，气道阻塞、心脏原因、血液系统疾病、神经因素、肺部疾病等都可能导致。发绀原因为低通

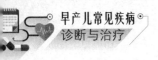
气,常见疾病有后鼻孔闭锁、喉气管软化、巨舌、小下颌或下颌后缩;心脏原因如发绀型CHD(右向左分流)、心功能衰竭或肺水肿(肺泡—动脉弥散障碍和通气血流比例失调);血液系统疾病如红细胞增多症(血红蛋白增高导致)、血红蛋白疾病(高铁血红蛋白血症等导致氧结合障碍);代谢因素包括严重低血糖、严重代谢性问题(嗜睡、惊厥、呼吸暂停导致呼吸动力降低,低通气);神经因素包括中枢神经系统抑制(早产儿呼吸暂停、感染、颅内出血、惊厥、母亲应用镇静剂)、神经肌肉疾病(膈神经损伤、脊肌萎缩症等);肺部疾病常见的有肺实质疾病导致通气/血流比例失调(肺实变、肺泡毛细血管发育不良、大叶性肺气肿、肺炎、肺发育不良、肺出血、NRDS、湿肺)、肺纤维化(肺泡动脉弥散障碍)、肺水肿(肺泡动脉弥散障碍和通气/血流比例失调);根据体格检查、胸片及心电图,较常见的发绀型CHD类型可从临床上相互鉴别或与其他原因的中心性发绀相鉴别。

新生儿先天性心脏病是如何检查的?

详尽的病史采集可明确母亲健康情况或产前状况,是否存在发生CHD家族史。体格检查有助于将CHD与其他发绀型疾病如呼吸系统疾病或脓毒症等鉴别,这些疾病具有重叠的临床特征。一旦确定发绀是心源性的,体格检查可为具体心脏缺陷提供线索。在发绀新生儿中,不论是因为CHD或是其他病因,其脉搏、呼吸频率、血氧饱和度和血压(于右臂和任一下肢测量)

的监测结果多不具有特异性。但在某些病例中,检查结果可能指向特定的心脏疾病。手臂和腿部存在明显血压差或股动脉搏动减弱或消失,提示与严重主动脉缩窄或主动脉弓中断相关的左室功能不全。但如果动脉导管广泛开放,在这些疾病中可能检测不到手臂和腿部的血压差。

如果新生儿表现为呼吸过速、三凹征和呻吟的严重呼吸窘迫,常常提示呼吸系统问题。但是一些结构性心脏病也可以表现出相似症状,例如梗阻型完全性肺静脉异位引流和左心阻塞性疾病如左心发育不良综合征(hypoplastic leftheart syndrome, HLHS)、危急性主动脉瓣狭窄和严重主动脉缩窄。发绀型CHD婴儿通常表现为发绀伴轻度呼吸过速或无呼吸过速。部分发绀型结构性心脏病患儿的生命征可以是正常的,另外红细胞增多症、肺动静脉畸形或高铁血红蛋白症患儿的生命征也可能正常。周围性发绀伴心动过速、呼吸过速和低血压常提示脓毒症。然而,进行周围性发绀的鉴别诊断时,也必须考虑到伴有心力衰竭的左心梗阻性疾病,如HLHS、危急性主动脉狭窄和严重主动脉缩窄。

新生儿先天性心脏病还要做哪些特殊检查?

采用超声心动图包括成像、脉冲和彩色多普勒模式对血流模式进行检查,通过心脏解剖和功能信息可明确CHD的诊断。所有中心性发绀、未通过高氧试验或测试结果不明确的新生儿

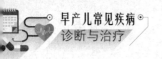

均应当接受超声心动图检查。超声心动图的其他适应证包括上下肢血压或脉搏差、心脏扩大、心脏杂音或发绀。

任何有发绀的新生儿应当对动脉血样本进行动脉血气分析,动脉血气分析可以提供 PaO_2、$PaCO_2$(反映通气充分的指标)和动脉血 pH 的信息。动脉 PO_2 值比氧饱和度的特异性更高。因为胎儿的血红蛋白对氧气的亲和力升高,在既定血氧饱和度下,新生儿的动脉血 PO_2 通常较成人低。动脉血 PCO_2 升高常常提示存在肺部疾病,肺循环淤血引起心力衰竭时,动脉血 PCO_2 也可能升高。pH 降低时需要注意低心输出量和可能发生的休克,其可见于严重低氧血症和(或)心力衰竭时。高铁血红蛋白血症患儿通常为血氧饱和度低而氧分压正常。在这种较少见的疾病中,血液是巧克力褐色,暴露于空气时不会变成红色。

发绀新生儿也应进行全血细胞计数和分类计数分析,这有助于将 CHD 与非心脏疾病进行鉴别。例如,血细胞比容或血红蛋白浓度升高可确定红细胞增多患儿,而白细胞计数升高或降低或者血小板减少提示可能有脓毒症。因脓毒症是发绀型 CHD 常见的鉴别诊断,所以应进行血培养,通常也应进行尿分析和尿培养。根据临床怀疑程度,必要时应进行腰椎穿刺,并进行脑脊液分析及培养。培养结果出来之前应进行经验性抗生素治疗。

如何治疗新生儿先天性心脏病?

发绀型 CHD 新生儿的特异性干预措施包括:使用前列腺

素 E、心导管姑息术或矫治手术。初始处理以一般性治疗开始，包括心肺支持、监测以保证足够的器官/组织灌注和氧合。如果有呼吸功能受损，应立即建立通畅气道，根据需要开始支持治疗[如辅助供氧和(或)机械通气]。低血压或低灌注患儿需要进行心肺复苏。应监测生命征，建立血管通路用于采集血样和输注药物。通过脐带血管可最容易地完成安全动、静脉置管，这能够有效纠正和监测酸碱平衡、代谢紊乱(如低血糖、低钙血症)和血压。可能需要应用多巴胺或多巴酚丁胺等改变肌力药纠正低血压。

严重红细胞增多症(＞70%)患儿，应采用生理盐水等部分换血疗法以降低血细胞比容。如果发绀是获得性高铁血红蛋白血症引起的，应去除致病因素。对严重的病例，使用1%亚甲蓝溶液，剂量为 $1\sim2$ mg/kg(1%亚甲蓝溶液 $0.1\sim0.2$ ml/kg)，持续静脉输注 $5\sim10$ 分钟。必要时 1 小时后可重复给予以上剂量。亚甲蓝治疗对先天性高铁血红蛋白血症无效。

脓毒症可引起发绀和左室功能不全或肺部疾病。因此，除非迅速确定了其他病因，在取得血培养及尿培养标本后应开始广谱抗生素(氨苄西林和三代头孢)治疗。

高氧试验未通过的婴儿，排除新生儿持续性肺动脉高压，同时胸片不提示肺部病变，则很可能是发绀型 CHD 患儿。大多数发绀型 CHD 病例依靠未闭的动脉导管进行体循环或肺循环。动脉导管闭合会引起有危及生命的急剧临床恶化(即严重代谢性酸中毒、癫痫发作、心源性休克、心搏骤停或终末器官损伤)。因此，导管依赖性病变的婴儿死亡和严重并发症的风险增加，除非进行了让导管依赖性病变保持动脉导管开放、保证去氧和氧

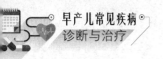

合血液充分混合或缓解梗阻血流的干预。

对于存在或临床怀疑有导管依赖性 CHD 婴儿,应使用前列腺素 E₁ 直到诊断或治疗已经明确。初始剂量取决于临床情况,因为呼吸暂停风险(前列腺素 E 输注的主要并发症之一)是剂量依赖性的。如果已知导管依赖性患儿的导管比较大,初始剂量为 0.01 μg/(kg·min)。这种情况通常见于经超声心动图确认为较大的未闭动脉导管的患儿,这些患儿需在为发绀型心脏病新生儿提供治疗的三级医疗中心接受治疗。如果导管较局限或情况不明确,起始剂量则为 0.05 μg/(kg·min)。这是需要转至具有治疗发绀型心脏病新生儿专业技术的医疗中心患儿的标准剂量。前列腺素的剂量可根据需要增加至最大 0.1 μg/(kg·min)。前列腺素 E₁ 输注的并发症包括低血压、心动过速和呼吸暂停。因此,必须准备单独可靠的静脉通路用于进行液体复苏。药物输注期间可能会随时发生呼吸暂停,因此气管插管相关设备应准备好以供随时使用。如果开始前列腺素 E₁ 治疗后临床状态恶化,则常常提示存在伴有肺静脉或左房梗阻的罕见先天性心脏缺陷。包括梗阻性(通常为膈下型)完全性肺静脉异位连接或伴随限制性房间隔的多种疾病(如左心发育不全综合征、三房心、重度二尖瓣狭窄或闭锁、伴限制性心房分流的 D 型大动脉转位)。这些患儿需要尽快行超声心动图检查,然后进行心导管介入手术或外科手术。

心导管介入可进行姑息性和矫治性手术,前者改善发绀,后者解除血流梗阻。球囊房间隔造口术可缓解以下患儿的明显发绀:伴限制性心房分流的 D 型大动脉转位患儿、伴左心梗阻性病变的限制性房间隔患儿。D 型大动脉转位患儿可在超声心动图引导下于床旁完成这项操作。球囊瓣膜成形术可有效治疗重型肺动脉狭窄或主动脉狭窄的患儿。特定肺动脉闭锁患儿也可行球囊瓣膜成形术，但要求这类患儿闭锁为膜性、三尖瓣环及右心室的大小足够承受双心室修补，且冠状动脉循环不依赖右心室还可进行经导管的肺动静脉畸形封堵术。

如何诊断缺氧缺血性脑病？

缺氧缺血性脑病(HIE)的诊断需基于以下标准：有严重酸中毒或者在出生时需要窒息复苏；有惊厥或者意识、肌张力、反射等异常为特征的神经行为状态；除其他新生儿脑病；EEG 或者振幅整合 EEG 异常；神经影像学体现急性 CNS 损伤的病理生理学，脑损伤最普遍的模式包括分水岭和丘脑基底节分布。损伤的分水岭模式：占主导的模式是在分水岭分布中的白质损伤(严重时延伸到灰质，叠加到皮层上)；在实验模型中，该种模式损伤大多和长时间窒息相关联。丘脑基底节模式：占主要部分的模式是损伤涉及灰质深层结构和中央区皮质(当严重时延伸到整个皮质)。

如何治疗缺氧缺血性脑病？

在 NICU 里，对缺血缺氧性脑病的医疗管理包括支持性特

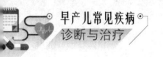

护(呼吸,血压,感染,癫痫,等等)和亚低温(全身或局部头部降温)。支持对症治疗的目的是阻断缺氧缺血原发事件,以及避免或减轻继发性脑损伤,是 HIE 的非特异性基础治疗措施。这些治疗措施并非只有 HIE 才适用,其他原因导致的围产期脑损伤同样适用。支持对症治疗也是新生儿重度窒息从产房复苏后进入 NICU 后续治疗的重要组成部分,与新生儿复苏具有同等重要的作用。所有其他任何治疗措施都必须基于支持对症治疗基础之上。

维持良好的通气功能是支持疗法的核心:保持 $PaO_2 >$ 7.98~10.64 kPa(60~80 mmHg)、$PaCO_2$ 和 pH 在正常范围。可酌情予以不同方式的氧疗,严重者可用机械通气、NO 吸入,但应避免 PaO_2 过高或 $PaCO_2$ 过低。在维持通气功能良好的情况下,积极纠正酸中毒。

维持脑和全身良好的血液灌注是支持疗法的关键措施,避免脑灌注过低或过高。维持平均动脉压在 40 mmHg 以上。低血压可用多巴胺,也可同时加用多巴酚丁胺。维持血糖在正常高值(4.16~5.55 mmol/L, 75~100 mg/dl),以提供神经细胞代谢所需能源。应及时监测血糖。

早产儿控制惊厥首选苯巴比妥,负荷量 20 mg/kg,于 15~30 分钟静脉滴入,若不能控制惊厥,1 小时后可加 10 mg/kg。12~24 小时后给维持量,每天 3~5 mg/kg。肝功能不良者改用苯妥英钠;顽固性抽搐者加用地西泮,每次 0.1~0.3 mg/kg 静脉滴注;或加用水合氯醛 50 mg/kg。

HIE 患儿常同时存在抗利尿激素异常分泌综合征和肾功能

障碍,供给过多的液体可增加脑组织中水的含量而加重脑损伤,但不能以牺牲正常血压和内环境稳定为代价,应维持尿量＞1 ml/(kg·h)。HIE脑水肿主要为细胞毒性水肿,甘露醇虽能减轻脑水肿,但不能减轻最终脑损伤程度,只有在颅内压明显升高,导致脑灌注压严重下降时使用甘露醇。

什么是亚低温治疗?

亚低温可显著降低足月儿HIE的病死率和18月龄时病死率和严重伤残发生率。亚低温治疗可引起心律失常、血小板减少的发生率升高。

早产儿开展亚低温治疗的指征为:①生后6小时以内,且越早越好;②胎龄≥36周,体重≥2 500 g;③脐动脉血气分析pH<7.0,或碱剩余(BE)≤-16 mmol/L,或生后1分钟Apgar评分≤3,并持续到5分钟仍然≤5;④生后6小时内出现脑病的临床表现(如惊厥、昏迷、肌张力异常、反射异常或呼吸不规律等)或EEG明显异常。但应该排除严重先天性疾病、并发感染、其他原因导致颅内损伤和严重贫血(Hb<12 g/L)等合并症患儿。

亚低温治疗最好开始于缺氧缺血后的6小时之内,若亚低温治疗延迟至缺氧缺血6小时后或惊厥出现之后才开始,疗效则显著降低。因而亚低温开始的时间应该是越早越好。亚低温目标温度是维持核心温度34℃左右(全身低温时直肠温度,选择性头

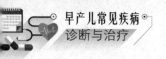

部低温时鼻咽部温度),维持治疗 72 小时,随后缓慢复温,以每 2 小时恢复 0.5~1 ℃为最佳。治疗期间应密切监测温度、心率、氧饱和度、血压、电解质、血糖、尿量、肝肾功能、凝血功能等。

新生儿坏死性小肠结肠炎有哪些早期表现?

新生儿坏死性小肠结肠炎(Necrotizing enterocolitis, NEC)是早产儿常见的疾病之一。凡具有喂养不耐受、腹胀和肉眼血便或大便性状改变三联症的婴儿都应疑诊为 NEC。

若同时具备以下三项者,即可确诊:全身感染中毒表现:体温不升、面色苍白、呼吸不规则及心动过缓等。胃肠道表现:胃潴留、呕吐、肉眼血便、腹胀及肠鸣音消失。腹部 X 线摄片表现:肠梗阻和肠壁积气。

NEC 应与下列疾病鉴别:败血症、喂养不耐受、持续气道正压通气导致的腹胀、蛋白过敏、肛裂(便后带血或血丝、一般情况良好,无腹胀呕吐等表现)、肠套叠、肠梗阻。

新生儿坏死性小肠结肠炎的高危因素有哪些?

由于 NEC 早期症状和体征不典型,而且进展较快,因此 NEC 的早期诊断和处理非常重要。提出疑似 NEC 的诊断对早期发现和处理 NEC 具有重要的临床意义。疑似 NEC 的诊断中存在几个关键点。胎龄和生后日龄：胎龄越小，发病时间越晚。多数发生于接近或刚达到全肠道喂养的时间段，因此在这一特殊的时期应注意有无早期的临床表现。

应注意患儿是否存在 NEC 的高危因素，如：极度早产(出生胎龄＜30 周或出生体重＜1 250 g)；存在肠道缺氧缺血的病史如窒息、动脉导管未闭、低血压等；中心静脉或脐动静脉置管；低体温或寒冷损伤；换血；感染包括肠道轮状病毒感染；高渗奶喂养等其他导致肠道渗透压增高的因素；药物如吲哚美辛或布洛芬等。NEC 有一些早期临床表现，如胃潴留或出现呕吐等喂养不耐受情况，多为早期表现；呼吸状态不稳定或心率增快也是早期表现，监测血糖多不稳定。

注意腹胀并不是 NEC 的早期表现之一，X 线多无特异性表现甚至正常。因此，对于存在高危因素的患儿在 NEC 的好发时间段，应特别注意这些早期的临床表现，发现疑似 NEC 即给予相应的处理。

如何诊断新生儿坏死性小肠结肠炎？

NEC 的确诊主要是密切动态观察。X 线是主要的表现之一：推荐对任何临床疑似 NEC 的患儿行腹部影像学检查。不同观察者对 NEC 影像学征象的判断一致性较低，但 X 线检查诊断 NEC 有较高的特异性，为诊断 NEC 的确诊依据。一次腹部平片无 NEC 的典型 X 线表现，临床高度怀疑者，应随访多次摄片，在

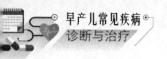

发病开始阶段(48～72小时)应每间隔6～8小时复查一次。

确诊的NEC患儿应明确NEC的分期。分期不仅仅是评价NEC的严重程度,主要关系到NEC处理。疑似NEC与确诊NEC的主要区别是否存在NEC的典型X线表现,有时需要多次摄片明确诊断或排除。疑似NEC一般禁食3天即可,抗生素应用一般也是治疗3天,待血培养结果决定是否延长抗生素应用时间。

确诊NEC还应评估是否存在其他器官受累和内环境是否稳定,因此除X线外,应进行血常规和CRP检查、凝血功能检查、电解质测定、血气分析等;应监测心率、心律、呼吸、血压、尿量等。如果无其他器官受累的表现和内环境稳定,为ⅡA期NEC,一般禁食和抗感染治疗10天即可。存在其他器官受累或内环境失衡的患儿为ⅡB和Ⅲ期NEC,禁食和抗生素治疗至少14天,同时应评估是否存在休克和抗休克治疗、纠正酸中毒和电解质紊乱、纠正凝血功能异常,维持心肺功能稳定。任何确诊的NEC均应该请外科会诊,协助处理,及时评价是否需要外科干预。

怎么识别新生儿胎粪吸入综合征?

新生儿胎粪吸入综合征通常根据病史、分娩时有胎粪污染羊水以及婴儿皮肤、指甲、脐带污染,或从口腔、气道吸引出胎粪,临床症状和体征、X线检查等诊断,但应注意与下列疾病鉴别。

新生儿呼吸窘迫综合征。早产儿多发,因肺表面活性物质不足导致进行性肺不张。起病快、进行性呼吸困难、发绀、吸气性三凹征、呼气性呻吟,X线胸片两肺透亮度普遍下降,支气管充气征。羊水吸入性肺炎中,单纯羊水吸入较易吸收,症状轻、并发症少。产前细菌感染可导致早发型败血症,可以合并肺部感染,可以生后即出现呼吸困难,但患儿常有胎膜早破或产程延长史,X线片为片状渗出影。湿肺多发生于足月儿或剖宫产儿,病情较轻,病程较短,预后良好,胸片无新生儿肺透明膜病表现,肺气肿、肺淤血、叶间积液较常见,偶有胸腔少量积液。

如何治疗新生儿胎粪吸入综合征?

所有产房都应备有吸引器、气管插管和立即复苏的设备。娩出后有活力的新生儿(心率>100次/min,呼吸规律、肌张力正常)进行一般复苏处理,包括擦干、保暖等,不需要常规插管吸引。对于无活力的新生儿,在刺激呼吸之前,立即气管插管,接吸引器,边退边吸,如果气道吸引有大量胎粪存在,应反复吸引,直到无胎粪吸出,一般不超过3次。

对于有呼吸困难者可以吸氧,维持较高的氧分压可以扩张肺血管,减轻肺动脉高压。但是应注意吸入气体的湿化和加温。如果吸入100%氧时,动脉氧分压仍然低于50 mmHg,应给予气道插管和机械通气。不主张持续气道正压通气(CPAP),可能导致气漏综合征。

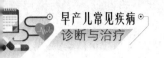

常频机械通气（CMV） 目标血气值：pH 7.25 以上，PO_2 80～100 mmHg, PCO_2 55～60 mmHg。由于 MAS 时间常数较大，一般设置 RR 稍低。通气模式以 A/C 或 SIMV 模式较好，减少人机对抗导致的并发症。既往依靠降低 PCO_2 扩张肺血管的方法不可取，可能导致脑损伤，同时过高的通气参数会导致气漏等并发症。尽量采用低 PEEP 在 2～3 cm H_2O，潮气量在 6 ml/kg，每分通气量为 240～360 ml/kg, PIP 20～25 cm H_2O。呼气时间宜适当延长，以避免内源性 PEEP 形成带来肺泡破裂和气漏。如果出现呼吸机对抗现象，可以先采用触发敏感度调节，获得相对合适的实际通气频率，如 50～60 次/min，尽量控制少用或不用镇静药和肌松剂。对抗可能造成颅内血压和血流的剧烈波动，但抑制自主呼吸会降低气道内纤毛黏液系统借助咳嗽运动将气道内容物排出。

高频通气（HFOV）是目前治疗胎粪吸入综合征（MAS）普遍采用的通气方式，其优点为持续扩张气道，增加肺泡通气量，有助于改善通气—灌流比例。对于足月新生儿 HFOV 的参数一般采用 8～10 Hz（600 次/min），MAP 较 CMV 时高 2～3 cm H_2O，一般在 15～25 cm H_2O。振荡幅度以腹部小的震动即可，一般在 30～40 cm H_2O, HFOV 进行 1～2 h 后，会使深部气道和肺泡内的吸入物逐渐排出，氧合状况会有所改善，二氧化碳排出效率提高，气漏发生率较低。

肺表面活性物质的使用。由于胎粪可以抑制肺表面活性物质功能，同时窒息缺氧也导致肺泡 Ⅱ 型上皮细胞合成分泌表面活性物质障碍。因此，外源性表面活性物质治疗成为一种可以选择的方法。200 mg/kg 效果较好,一般用表面活性物质治疗后 3 小时,氧和指数($OI = FiO_2 \times MAP \times 100/PaO_2$)改善。临床研究采用多剂量表面活性物质可以显著改善低氧血症。

在保持气道通畅和提供氧疗的条件下,剩余碱(BE)负值>6 时,需应用碱性药,其剂量可按公式计算:5%碳酸氢钠 ml 数 = $-BE \times$ 体重 $\times 0.5$,BE 负值<6 时,可通过改善循环加以纠正。对有继发细菌感染者,根据血和气管内吸引物细菌培养及药敏结果应用抗生素。

皮质激素的应用存在很大的争议,临床研究结果差异较大。需要进一步的研究进一步明确,目前不主张应用。

如何预防新生儿胎粪吸入综合征?

产前预防。羊水量和胎心减慢存在负相关,可能与羊水减少时脐带和头部受压有关。因此,通过羊膜腔内灌注,可以保持分娩前羊水量的平衡,可以减少胎心减慢,进而减少 MAS 的发生,同时也可稀释胎粪。羊膜腔内灌注以每 6 小时输入 1 000 ml 生理盐水的速度维持直到分娩。荟萃分析表明羊膜腔灌注可以显著改善围产期的预后,减少窒息、MAS、新生儿通气。减少过期产儿是减少 MAS 的有效方法。如重症羊水胎粪污染伴胎心或胎心监护异常或头皮血气异常,应迅速终止妊娠。方法以当时产程情况及产科情况而定。

产时预防。MAS 在剖宫产出生的婴儿中发病率高,可能与

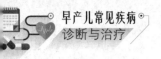
胎儿窘迫时应用剖宫产较多有关。选择性剖宫产娩出的婴儿
MAS 的发生率较阴道分娩发病率高;目前没有证实对所有羊水
胎粪污染的新生儿进行常规吸引和气管插管可以减少 MAS、
HIE 和死亡率。因此目前不主张常规气管插管和吸引。插管和
吸引应该仅限于出生后无活力的新生儿(呼吸不规则、肌张力低
下、心率<100 次/min)。对于有活力的新生儿,儿科医师可以温
柔地插入喉镜,清除口腔内存在的胎粪污染物。目前对生理盐
水支气管灌洗仍存在争议,生理盐水灌洗可能减少肺泡表面活
性物质。如果有条件可以给予肺泡表面活性物质进行支气管灌
洗。目前没有证据表明产后常规洗胃可以减少 MAS 的发生,因
此不推荐。

新生儿早发型败血症是什么?

新生儿早发型败血症(early onset neonatal sepsis, EOS)目
前仍是导致早产儿发病和死亡的主要原因之一。由于缺乏特异性
临床表现,实验室检查的阳性预测值不高,常导致延误治疗,而经
验性应用广谱抗生素时间延长(≥5 天)又与晚发型败血症、坏死
性小肠结肠炎(necrotizing enterocolitis, NEC)和死亡有关。

新生儿 EOS 主要危险因素有绒毛膜羊膜炎、早产、胎膜早破
>18 小时和母亲 B 组溶血链球菌(GBS)定植,其他因素包括种
族(黑人女性 GBS 感染率更高)、社会和经济地位差、男婴、低
Apgar 评分、宫内窘迫、产程延长、产前或产时侵入性检查等。绒

毛膜羊膜炎的发生率与胎龄成反比,14%～28%的早产儿母亲在孕22～28周时有绒毛膜羊膜炎的表现。早产/低出生体重与发生 EOS 风险成反比,与分娩并发症及早产儿先天和获得性免疫不成熟有关。早产且胎膜完整的产妇羊膜腔微生物侵袭率为32%,如果胎膜早破,侵袭率可达75%。有 GBS 定植的胎膜早破早产儿,产前如果没有预防治疗,败血症发生率可达33%～50%。

我国 EOS 病原菌以葡萄球菌和大肠埃希菌为主。产前或产时感染以大肠埃希菌为主的革兰氏阴性菌(G-)较常见。凝固酶阴性葡萄球菌主要见于早产儿,尤其是长期动静脉置管者;金黄色葡萄球菌主要见于皮肤化脓性感染。

新生儿早发型败血症有哪些表现?

新生儿早发型败血症的表现主要有以下方面:

(1) 体温改变:发热或体温不升。

(2) 精神欠佳、面色不好、体重不增、少吃、少哭、少动。

(3) 黄疸:有时是败血症的唯一表现,表现为黄疸延迟消退、迅速加重、退而复现等,严重时可发展为胆红素脑病。

(4) 休克:四肢冰凉、皮肤花纹、股动脉搏动减弱、毛细血管充盈时间延长、肌张力低下、血压降低,严重时可有弥散性血管内凝血(DIC)。

各系统表现包括:皮肤和黏膜:瘀点、瘀斑、硬肿症、皮下坏疽等。消化系统:厌食、腹胀、呕吐、腹泻,严重时可有中毒性肠

麻痹、坏死性小肠结肠炎,后期可肝脾大。呼吸系统:气促、呼吸不规则、发绀、呼吸暂停。中枢神经系统:易合并化脓性脑膜炎,表现为嗜睡、激惹、惊厥、前囟张力和四肢肌张力升高等。心血管系统:感染性心内膜炎、感染性休克等。血液系统:瘀点、瘀斑、穿刺部位渗血、可合并血小板减少、出血倾向;呕血、便血、血尿、肺出血等 DIC 表现;贫血加重。泌尿系统感染:可无特异性表现仅尿检异常、肾盂肾炎等。其他还包括骨关节化脓性炎症、深部脓肿、骨髓炎等。

新生儿早发型败血症的实验室检查有哪些?

因缺乏特异性表现,临床诊断新生儿败血症较困难。实验室检查不能决定是否需要经验性使用抗生素,但有助于判断何时终止治疗。所有疑似败血症的患儿均需要一次最少 1 ml 血量的血培养,当标本量足够时血培养阳性率增加 2 倍。疑似败血症的患儿并非必须行尿培养。

出生时胃抽吸物出现白细胞提示母体炎症反应,与新生儿败血症的相关性较弱,非常规推荐。气管插管后立即取气管吸出物行革兰氏染色和培养可能会有价值,但如果已插管几天,则无意义。体表腋窝、腹股沟和外耳道细菌培养的意义有限。血培养阳性婴儿的脑膜炎发生率高达 23%,但也有 38% 的脑膜炎婴儿血培养阴性,因此仅凭血培养结果不能决定是否需要腰椎穿刺。对任何血培养阳性、临床或实验室检查强烈提示细菌性败血症以及抗生素治疗后病情恶化的患儿均应行腰椎穿刺。病情危重以及穿刺操作可能导致心肺并发症的患儿,应推迟穿刺。

外周血白细胞和白细胞分类对败血症的诊断价值不大,而中性粒细胞绝对数、杆状核粒细胞绝对数、不成熟粒细胞与粒细胞比值(I/T)对排除非感染新生儿比确定感染更有用。与粒细胞增多相比,粒细胞减少是败血症更好的标志物,有更高的特异性。血白细胞测定的时间很关键。因为成熟和不成熟中性粒细胞数(和比值)的变化需要一定的炎症反应时间,所以生后6~12小时检测更有意义。

血小板减少在感染时很常见,但特异度和敏感度均低,不能作为早期标志物。而且血小板异常可持续数天到数周,不能有效判断抗生素疗效。

目前只有C反应蛋白(C-reactive protein, CRP)和降钙素原(procalcitonin, PCT)经过大样本研究用来评估败血症。新生儿生后24小时内CRP可出现生理性增高。CRP增高需要炎症刺激,生后即时检测的敏感度不高,感染后6~8小时开始增高,24小时达高峰,生后6~12小时检测CRP,其敏感度明显增加。如果连续监测CRP均正常,则败血症可能性不大,可停止抗生素治疗。目前CRP决定抗生素疗程的依据尚不足。PCT比CRP敏感,但特异性稍差。新生儿生后24小时内PCT可出现生理性增高。感染后2小时开始增高,12小时达高峰,2~3天恢复正常,感染后6~12小时检测PCT,其敏感度明显增加。故生后6~72小时不必检测PCT,而应在生后6小时内或72小时后于感染后2小时检测。

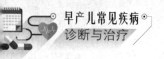

如何治疗新生儿早发型败血症？

临床诊断败血症,在使用抗生素前,收集各种标本做培养,不需等待细菌学检查结果,即应使用抗生素。根据病原菌可能来源,初步判断病原菌种,未明确前可选择既针对革兰氏阳性(G^+)又针对革兰氏阴性菌(G^-)的抗生素,可先用两种抗生素,同时结合不同地区、不同时期优势菌及耐药谱,经验性选用。一旦有药敏结果,应做相应调整,尽量选用一种针对性强的抗生素;如临床效果好,虽药敏结果不敏感,亦可暂不换药。一般采用静脉注射,疗程 10~14 天,合并化脓性脑膜炎者,疗程 14~21 天。

如何预防新生儿早发型败血症？

降低 EOS 发生率的唯一有效措施是母亲产时静脉给予抗生素预防 GBS 感染,需在分娩前至少 4 小时给予青霉素(首选)、氨苄西林或头孢唑啉。红霉素耐药率高,不推荐使用。如果对青霉素过敏,可选用头孢唑啉或克林霉素;如果克林霉素耐药,可使用万古霉素;但两者目前有效性均不确定。产时使用抗生素的指征:入院时 GBS 产前培养或分子学检查阳性;孕周<37 周母亲细菌定植不详、胎膜早破>18 h 或体温>38 ℃;妊娠期出现

GBS菌尿;前一胎出现侵袭性GBS感染。

约1%的EOS新生儿出生时无异常表现,大多数EOS在生后24小时内出现症状。即使新生儿没有感染的高危因素,也应对每一例重症患儿进行评估,在病原培养后尽早开始经验性广谱抗生素治疗。对无危险因素、较成熟的新生儿,如果生后6小时临床情况改善,可暂时不予抗生素,密切监测;如果情况恶化,应在采血培养后立即开始抗生素治疗。

无临床表现但有明显的败血症高危因素的新生儿,包括GBS定植、胎膜早破时间>18小时、母亲绒毛膜羊膜炎、早产儿。最大的危险因素是母亲有绒毛膜羊膜炎且GBS定植而没有接受预防治疗。如果母亲产时已进行适当预防治疗或胎膜完整行剖宫产,则GBS不算高危因素。有高危因素且发生EOS的新生儿在出生时可完全正常,因此,合理地进行高阴性预测值的实验室检查,确保新生儿没有感染,可暂时不用抗生素。随感染的危险因素增多,开始抗生素治疗的阈值降低,早产儿的阈值更低。

怎么诊断新生儿低血糖?

新生儿在出生后面临的一个非常重要又复杂的挑战是,从胎儿期完全依赖母亲供给葡萄糖的状态迅速转变为断脐后独立进行血糖调控。出生后,血糖急剧下降,随后1~2小时血糖上升,经过最初的几天,建立了规律的经口喂养以及血糖调控系统

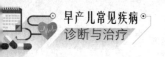
的进一步成熟,血糖趋于稳定。

新生儿低血糖的诊断需要结合病史、临床表现、实验室检查等进行。病史包括母亲糖尿病、妊娠高血压综合征;新生儿患红细胞增多症、ABO 或 Rh 血型不合溶血病、围产期窒息、感染、硬肿症、呼吸窘迫综合征等;特别是早产儿、小于胎龄儿、开奶晚、摄入不足、多胎等情况。目前广泛采用的新生儿低血糖症(hypoglycemia)的临床诊断标准是:不论胎龄和日龄、有无临床症状,新生儿全血葡萄糖<2.2 mmol/L 即可诊断为新生儿低血糖,血糖<2.6 mmol/L(47 mg/dl)是临床干预与治疗界限值。也有学者提出可按低血糖严重程度分为:轻度(2.2~2.8 mmol/L)、中度(1.1~2.2 mmol/L)和重度(<1.1 mmol/L)低血糖。

有些新生儿低血糖无症状,且症状和体征没有特异性,多出现在生后数小时至 1 周内,或伴发于其他疾病而被掩盖,故应常规监测。主要表现为抖动、嗜睡、眼球不正常转动、震颤、烦躁、惊厥、反应差、喂养困难、多汗、苍白、肌张力低下、呼吸暂停、心率减慢和阵发性青紫等。上述临床表现经补糖后好转,或神经系统表现无法解释时,均应考虑此症。

实验室检查中,血糖测定是确诊的主要手段。对于持续性和反复发作的低血糖症,需进一步检测血胰岛素、胰高糖素、甲状腺功能、生长激素、皮质醇、遗传代谢病筛查,必要时进行影像学检查,了解有无胰岛细胞弥漫增殖或胰岛腺瘤的存在。

新生儿低血糖的分类是什么？

　　新生儿低血糖分为暂时性和持续性。新生儿低血糖症多数为暂时性的，主要病因有：①糖原贮备不足，如早产儿、小于胎龄儿或胎儿生长受限、过期产儿；②糖摄入量不足，如吸吮力差、喂养不足；③耗糖过多：新生儿患严重疾病如窒息、呼吸窘迫综合征和败血症等，处于应激状态，常伴代谢率增加、缺氧、低体温和摄入减少，易发生低血糖；④暂时性高胰岛素血症：常见于大于胎龄儿、巨大儿、糖尿病母亲婴儿。新生儿发生暂时性低血糖很常见，因为维持糖稳态的通路此时尚未发育成熟。足月适于胎龄儿，如果出生后延迟喂养6～8小时，30%的新生儿血浆血糖低于 50 mg/dl，10%的新生儿血糖低于 10 mg/dl。血中糖浓度下降的趋势主要是因为糖异生和酮体生成通路的发育不成熟，一些关键酶出生时还没有表达，这些酶的表达和适应禁食的调节通路成熟在出生后迅速发生，通常在最初的 24 小时。

　　持续性低血糖症主要原因有：高胰岛素血症。胰岛细胞增生症、胰岛细胞腺瘤和 Beckwith 综合征等，体内胰岛素水平较高，低血糖症持续时间较长。内分泌疾病如脑垂体、肾上腺或甲状腺等病变导致激素缺乏，从而致低血糖。先天性代谢性疾病包括糖代谢障碍，如糖原累积病、半乳糖血症等；氨基酸代谢障碍，如枫糖尿病、丙酸血症等。

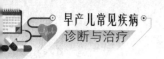

如何治疗新生儿低血糖？

存在低血糖高危因素的新生儿，应尽早开奶。不能经肠道喂养者可静脉滴注葡萄糖，速度为 4～6 mg/(kg·min)，以预防低血糖的发生。

新生儿低血糖症通常采用分层管理。无症状的临床管理包括：①继续母乳喂养，每次间隔 1～2 小时；或按 1～3 ml/kg、最高不超过 5 ml/kg，喂养挤出的母乳、捐赠母乳或配方奶。②吸吮困难的患儿可经口或经鼻置胃管喂养，肠道喂养不耐受的重症患儿需谨慎经肠道喂养，存在消化道畸形等喂养禁忌证者需禁食。③喂养后血糖水平仍很低，应立即进行静脉葡萄糖输注治疗，可继续母乳喂养，并随着血糖的逐渐恢复，逐步减少输糖量。

有症状的临床管理包括：静脉输注葡萄糖，起始量按 10% 葡萄糖 2 ml/kg，以 1 ml/min 静脉推注，同时以 6～8 mg/(kg·min)静脉输液维持，20～30 min 后复测血糖，其后每 1 小时复测一次直至稳定。静脉输糖后仍<2.6 mmol/L 者，可在 24 小时内逐步提高输注葡萄糖速度，推荐每次提高 2 mg/(kg·min)直至12～15 mg/(kg·min)。静脉输注葡萄糖 24 小时后，若连续 2 次血糖监测值均>2.6 mmol/L，逐步降低输糖速度，推荐每 4～6 小时降低 2～4 mg/(kg·min)，同时进行血糖监测，并保持母乳喂养，直至停止静脉输液后血糖仍保持稳定。如上述方法仍不能维持血糖正常水平,需完善相关检查后,给予药物治疗,如胰高血糖素、肾上腺皮质激素等。

如何预防新生儿低血糖?

新生儿低血糖重在预防,合理监测,避免发生低血糖,减少脑损伤。无低血糖高危因素的新生儿出生后应尽早开始喂养。有低血糖高危因素的新生儿出生后应定期监测血糖,直至建立喂养和血糖稳定。糖尿病母亲婴儿和巨大儿,如果血糖一直≥2.6 mmol/L,监测到生后 12 小时;早产儿或小于胎龄儿,监测血糖至稳定后 36 小时。

注意观察新生儿症状和体征:包括抖动、嗜睡、食欲缺乏、呼吸暂停、阵发性发绀、呼吸困难、肌阵挛或多灶性阵挛发作,昏迷少见。很多新生儿低血糖症无症状,或表现很细微,因此要重视监测,尤其在高危新生儿中。如有异常,及时通知医护人员,或去医院就诊,监测血糖水平,及时处理。

新生儿高胆红素血症是什么?

高胆红素血症(hyperbilirubinemia),又称黄疸(jaundice),是新生儿和早产儿的常见问题之一。一般血清总胆红素(total serum bilirubin, TSB)超过 5~7 mg/dl,新生儿才表现出皮肤黄

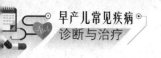

染,大部分新生儿的黄疸不需要干预可自行缓解,是正常发育过程中出现的症状,但有一小部分是某些疾病的表现,会发展到需要干预处理的程度。新生儿胆红素水平是一个动态变化的过程,诊断高胆红素血症时需结合胎龄、日龄和高危因素,目前多采用美国 Bhutani 等制作的新生儿小时胆红素列线图,位于第 95 百分位以上为高危区,定义为高胆红素血症,应予以干预。根据 TSB 程度,将胎龄≥35 周的新生儿高胆红素血症分为:重度超过 342 μmol/L(20 mg/dl);极重度超过 427 μmol/L(25 mg/dl);危险性超过 510 μmol/L(30 mg/dl)。

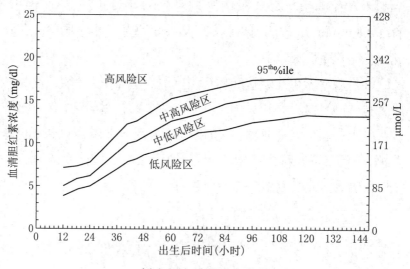

新生儿小时胆红素曲线

新生儿高胆红素血症诊断通过常规胆红素监测很容易识别,经皮胆红素(transcutaneous bilirubin, TCB)是目前公认的较好监测手段,但通常适用于住院期间的新生儿。对新生儿父母进行书面和口头的新生儿黄疸知识宣教,是有效降低出院后发生严重高胆红素血症的有效途径。新生儿皮肤比色卡的应用是当前较新颖的一种对出院后新生儿进行黄疸监测的方法,其特异性和敏感性已得到研究证实,对今后更好地开展新生儿黄疸管理开创了更客观的方法。多方面结合才能最大程度地降低新生儿严重高胆红素血症和核黄疸的发生率。

未结合胆红素升高导致新生儿高胆红素血症的常见原因

未结合胆红素升高为主的高胆红素血症包括以下几种。新生儿母婴血型不合溶血病:常见为 ABO 和 Rh 血型不合,临床黄疸发生早、程度重,多伴有贫血,孕母血型多为 O 型或 Rh 阴性。如果临床怀疑该诊断,应立即完善血常规、网织红细胞计数了解溶血情况、定血型、Coombs 试验和血清胆红素检查。其他红细胞异常引起的溶血性疾病:发病时间不定,黄疸和贫血同时表现,因多为遗传性疾病,需详细病情询问家族遗传病史,并通过分子诊断方法确诊。早期红细胞酶的测定、血涂片红细胞形态、血红蛋白电泳等检查有辅助诊断作用。血管外出血:如头颅血肿、皮肤瘀斑、内脏出血等,黄疸发生可早期,也可接近生理性黄疸发生时间,程度可轻可重,与出血量有关,一般患儿临床查体可发现相应异常体征,如贫血、局部瘀斑和包块,可通过血常规、脏器 B 超、MRI、CT 等影像学检查明确。红细胞增多症:多为小

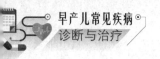

于胎龄儿或有脐带晚扎的病史,患儿外貌特征肤色偏红,易伴发低血糖、脏器缺氧等,通过血常规或静脉血细胞比容检查可明确。

感染是引起新生儿高胆红素血症的常见原因之一,败血症、尿路感染等均可使黄疸加重,有文献报道30%的新生儿期感染早期仅以高胆红素为表现。除了密切观察患儿病情,寻找感染相应表现,临床上对原因不明确的高胆红素患儿不能轻易忽略感染,应完善感染相关检查,如血、尿、粪三大常规,血、尿培养,以及有助感染诊断的C反应蛋白等。

葡萄糖醛酸转移酶活性低下临床多表现为反复的未结合胆红素升高,结合胆红素水平往往偏低。先天性酶缺陷临床症状轻重不一,Crigler-Najjar 综合征 Ⅰ 型,可表现为终生需要干预的黄疸;而 Crigler-Najjar 综合征 Ⅱ 型和 Gillbert 病,相对较轻。由于是肝酶缺陷,临床实践中存在检测的局限性,诊断可通过 UGT1A1 基因的分子诊断。

甲状腺功能减退表现黄疸迁延,同时会伴有反应低、皮肤粗糙、便秘等表现,甲状腺功能检测可帮助明确诊断。一旦明确需要终生甲状腺素替代治疗,早期诊断对患儿预后非常重要。临床有些为暂时性甲减,特别是早产儿,也可有黄疸迁延的表现,短期小剂量补充甲状腺素可改善症状。

早期母乳喂养不足性黄疸是因出生早期母乳分泌不足,又未适当补充喂养所致,可有体重异常下降、脱水等表现。患儿可表现为生理性黄疸时间出现,但程度较重,一般可根据临床病史、体重下降情况、脱水情况、电解质和血常规检查,有助于诊断,同时有必要除外感染。母乳喂养性黄疸多表现为黄疸消退延迟,其诊断没有确诊依据,需通过排除其他诊断来明确,临床上停母乳喂养后黄疸显著消退有助于诊断。此外还有胎粪排出延迟,多因为肠道某些病理因素,如梗阻、畸形、肠道蠕动功能不足使胎粪不能正常排出,肠肝循环增加所致,可根据病史诊断,但考虑畸形等外科疾病时,需完善相关检查。

结合胆红素升高导致新生儿高胆红素血症的常见原因

新生儿肝炎综合征:多由病毒感染引起,常见有巨细胞病毒、单纯疱疹病毒、肠道病毒、乙型肝炎病毒等,临床多有肝功能受损,病原学检测阳性。

胆道闭锁等胆道结构异常造成胆汁排泄梗阻:如先天性胆道闭锁、胆总管囊肿、肝胆肿瘤压迫胆管等,由于肝内或肝外的胆管阻塞,黄疸逐渐在2～4周出现,大便渐成灰白色,血清结合胆红素升高,随着病程进展可出现肝脏功能受损。肝胆B超、放射性核素检查有助于诊断。胆道闭锁生后60天内应行手术,否则后期胆汁性肝硬化可造成肝脏不可逆损伤。

先天性代谢性缺陷病:如半乳糖血症、果糖不耐受症、酪氨酸血症、糖原累积症、α_1-抗胰蛋白酶缺乏症、脂质累积病等,临床可有遗传代谢性疾病全身多脏器受累表现,血尿串联质谱等遗传代谢产物和相关基因检测可帮助确诊。

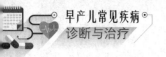

静脉营养相关胆汁淤积症:多发生在早产儿和低出生体重儿,有接受肠外营养治疗病史,一般静脉营养治疗后 2~3 周发病,结合相关病史,排除其他引起结合胆红素升高的原因后方可诊断。

如何诊断新生儿黄疸?

对新生儿黄疸临床的诊疗可采取以下流程:通过病史及经皮或血清胆红素监测有黄疸高风险的新生儿,判断其病理性风险的标准可用以下五条:出生 24 小时内临床出现黄疸;血清总胆红素增加大于每小时 0.2 mg/dl(34 μmol/L),或每天 5 mg/dl(85 μmol/L);血清总胆红素浓度超过时龄胆红素曲线第 95 百分位,达到高危区;直接胆红素浓度超过 1.5~2 mg/dl(26~34 μmol/L);足月新生儿临床黄疸持续大于 2 周。

病理性黄疸患儿均应查血清总胆红素和结合胆红素,判断未结合或结合胆红素升高。对未结合胆红素升高为主者,根据光疗和(或)指征决定是否采取光疗或换血疗法。并密切随访胆红素水平,同时积极明确黄疸原因。所有高胆患儿均应详细询问病史,如黄疸病史:黄疸发生时间,持续时间,进展情况,有无伴随症状;患儿出生后病史:是否有胎粪排出延迟或便次减少,能量摄入情况,是否呕吐;发动和分娩史:是否为吸引产出或催产素诱导发动,是否有脐带晚扎,Apgar 评分情况;家族史:父母或兄弟姐妹有无黄疸或贫血,兄弟姐妹有无新生儿黄疸史、肝病史,如囊性纤维化、半乳糖血症、酪氨酸血症、高甲硫氨酸血症、Crigler-Najjar等;母孕史:父母亲血型,有无孕期不明原因疾病,有无未控制的糖尿病,怀孕期是否用药等。仔细体格检查,是否小于胎龄儿、头围、头颅血肿、红细胞增多症、苍白、出血点、脐带残端外表、肝脾大、脐疝、先天异常等。根据初步的黄疸发病特点,进行相关实验室检查,进一步协助或明确诊断。

新生儿胆红素脑病的临床诊断是什么?

　　胆红素脑病的诊断是新生儿高胆红素血症诊疗中非常重要的一部分,新生儿黄疸可能是一个完全良性的生理过程,也可能是严重疾病的相关神经毒性表现。胆红素脑病和核黄疸这两个名称表示中枢神经系统胆红素毒性造成的临床和病理异常,其神经毒性在脑内特定区域特别是基底核、脑桥和小脑。神经毒性在什么情况下发生或在什么水平的血清胆红素浓度下发生至今仍有争议,研究提示血清中未与白蛋白联结的游离胆红素是引发胆红素神经毒性关键,尽管游离胆红素可以通过过氧化物酶的方法进行检测,但临床未得到广泛开展,最新研究表明:胆红素与白蛋白结合饱和度的测定能判断胆红素脑损伤的风险,是一项新的可以作为附加指标的辅助手段。发展为核黄疸的婴儿中,50%死亡率,生存下来的可能会有舞蹈样手足徐动性脑瘫,高频听神经性耳聋和智能迟缓。

　　核黄疸经典临床四联症表现为:①手足徐动症样脑瘫;②高

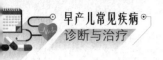
频听觉中枢神经性垂直凝视麻痹;③眼球运动障碍;④牙釉质发育不良。核黄疸最早被发现继发于 Rh 溶血病,后也陆续报道于其他溶血疾病,例如遗传性球形红细胞增多症和丙酮酸激酶缺乏症、G-6-PD 缺乏症、早产儿及没有溶血的母乳喂养足月儿。

急性胆红素脑病的进展包括三个阶段。第一阶段发生在早期几天,患儿表现为活力降低、吸吮弱、肌张力低下、略高调的哭声,如通过交换输血使 TSB 水平迅速降低,这些非特异性异常表现是可逆的。第二阶段,患儿除前述表现外,同时四肢僵硬伸直、双臂紧握拳、双腿交叉伸直、高调激惹的哭声,可伴有惊厥发作,颈部弯曲向后(颈后倾)、躯干角弓反张、发热。第三阶段表现为明显的颈后倾、角弓反张、目光呆滞、昏迷、尖锐哭声、肌张力增加。一旦婴儿表现角弓反张,则表明已经发生了中枢神经系统的损害,远期都存在核黄疸后遗症。

新生儿胆红素脑病的辅助诊断有哪些方法?

脑干听觉诱发电位 (brain auditory evoked response, BAER),是一种精确、无创评估脑干听觉传导通路的听神经功能状态检查,有学者建议把 BAER 作为一种识别或预测胆红素早期影响中枢神经系统的工具。BAER 检查可用于高胆红素血症患儿的感音性耳聋,也可作为评估是否需要换血的指标之一。BAER 异常但耳声发射(otoacoustic emissions, OAE)正常表明听神经有病变,明显高胆红素血症的婴儿中 1/3~1/2 可有听神经病变,但这种改变较其他类型的听神经病变更容易逆转。大部分婴儿在 6 个月内这些异常随着 TSB 值的正常而恢复,有些 BAER 的变化也可以通过换血而逆转,游离胆红素的升高也可使 BAER 改变。

磁共振(MRI)技术,快速、无创、可测定各种高胆红素血症时的脑损伤。MRI 可显示对称性的 T_1 加权图像中基底节、丘脑和内囊异常高信号,T_2 加权图像上呈现类似但稍弱的高信号。这些表现往往与远期神经系统不良预后有关。

早产儿高胆红素血症更加普遍,加上血脑屏障不成熟,这一人群胆红素脑病的风险更高,但由于大部分早产儿生后在医疗机构的时间较长,可以进行黄疸的合理监测和管理,在早产儿随访中,严重核黄疸后胆红素脑病及中枢性耳聋并未成为重要后遗症。但值得注意的是,胆红素脑病可发生在胆红素水平并不高的早产儿,且缺乏急性神经系统表现,早产儿、特别是极低或超低出生体重儿的胆红素脑病往往在婴幼儿期才被识别,通常有听力受损、BAER 异常、手足徐动性脑瘫等核黄疸表现,这一高危人群中血清总胆红素峰值和远期神经发育后遗症有关。

如何治疗高胆红素血症?

生理性黄疸无需治疗,病理性黄疸需同时治疗原发病。缺氧、酸中毒、感染可促使核黄疸的发生,应积极治疗。尽早经口

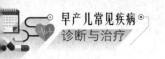

喂养,保持水电解质平衡,改善循环功能,供给足够能量,保持排便通畅。

当患儿存在显著摄入不足、体液浓缩、体重下降甚至脱水的情况时,需给予足够的液体,必要时可以给予生理盐水扩容。若患儿可经口喂养,可以增加喂养量。

光疗是治疗新生儿黄疸的主要方法,未结合胆红素在光照下转变为水溶性的异构体,从胆汁和尿液中排泄。光疗指征根据不同胎龄、出生体重、日龄的胆红素值而定。早产儿和高危新生儿如新生儿窒息、低蛋白血症、酸中毒等,由于血脑屏障不完善、游离胆红素升高等原因,可适当放宽光疗指征。

光疗时需关注并发症,及时给予相应处理:适当增加补液量,以防光疗中体液丢失过多,但目前常用的 LED 光源,对体液影响较小。监测体温,荧光灯管光疗时可因环境温度升高引起发热,需注意通风,必要时降低光疗箱温度,同时给予物理降温。保护患儿双眼,强光线照射对眼睛有损害,引起充血、溃疡等,必须用黑色不透光眼罩保护眼睛;男婴还应注意保护生殖器,应使用不透光尿布。皮疹可能与光、热反应有关,也有人认为是光疗引起血小板减少所致,一般光疗停止后可消失,严重者可适当缩短光疗时间。光疗分解胆红素产物经肠道排出,刺激肠壁使肠蠕动增加,光疗结束后可改善,要注意补充水分。

如血清结合胆红素>68 μmol/L,光疗阻止胆管对胆红素光氧化产物的排泄,皮肤呈青铜色,停止光疗后会逐渐消退,不会造成远期损害,不应作为此类患儿暂停光疗的原因。光疗时间过长,核黄素受光照分解破坏过多可造成溶血,应适当补充。光源中紫外线照射皮肤产生活性维生素 D_3，使钙盐沉积于骨而血清游离钙降低，如有症状可予补钙。

有学者提出与光疗强度相似的光照下可产生 DNA 损伤，研究发现新生儿期光疗远期白血病风险增加，但主要见于 21-三体综合征，可能与他们在新生儿期容易发生较严重黄疸和本身白血病发病率高有关。对接受过光疗的新生儿长期随访，并未发现在生长、发育或行为上有改变。

高胆红素血症的常用药物治疗有哪些？

静脉丙种球蛋白（intravenous immunoglobulin，IVIG）：确诊血型不合同族免疫性溶血病时可用 IVIG 封闭单核—吞噬细胞系统巨噬细胞 FC 受体，使吞噬细胞不能破坏致敏红细胞，从而抑制溶血。一般 1 g/kg 静脉滴注，用一次即可。

白蛋白：如胆红素接近换血水平，患儿已有或存在胆红素脑病风险时，同时有低蛋白血症，可应用白蛋白，使胆红素更多地与白蛋白联结，减少胆红素进入中枢。剂量为 1 g/kg 静脉滴注，最好在换血前 1～2 小时应用。

益生菌：益生菌能够促进肠道菌群建立，对肠道内结合胆红素还原为尿胆原及减少肠肝循环有一定意义。虽然并非所有临床研究均支持其这一作用，但鉴于大部分益生菌较安全，因此对于新生儿高胆红素血症程度较重，或存在排便不佳的新生儿可酌情使用，尽量选择有循证医学依据对新生儿安全有保

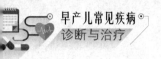
障的益生菌。

肝酶诱导剂:如苯巴比妥,可诱导葡萄糖醛酸转移酶活性,增加胆红素的结合,主要用于克—纳综合征 Ⅱ 型。剂量 5 mg/(kg·d),分 2 次口服。

锡原卟啉(SnPP)和锡中卟啉(SnMP):可抑制血红素加氧酶(HO),减少胆红素的产生。剂量 0.5 μmol/kg(0.25 ml/kg),用 1 次,疗效持续 1 周。SnMP 对 HO 的抑制作用是 SnPP 的 5～10 倍,但目前临床尚未正式使用。

高胆红素血症的治疗中换血是怎样的过程?

如病情继续发展,达到换血指征尤其是确诊为 Rh 溶血病,需换血,这是治疗新生儿严重高胆红素血症的有效方法,防止发生核黄疸。换血指征包括:血清胆红素达到换血标准,光疗失败;出现胎儿水肿或早期胆红素脑病表现;有缺氧、酸中毒、低蛋白血症、前一胎为 Rh 溶血病者,应放宽指征。生命体征不稳定和出血倾向为相对禁忌证,应在积极干预后换血。

Rh 血型不合者首选 Rh 血型与母亲相同、ABO 血型与患儿相同的血源;ABO 血型不合者可用 O 型红细胞和 AB 型血浆的混合血;其他原因时可选用患儿同型血。换血量为患儿血容量的 2 倍。新生儿血容量按 80 ml/kg 计算,故换血量为 160 ml/kg。可换去约 86% 红细胞,降低循环中约 60% 胆红素和抗体。应尽量选用新鲜血液,库血时间不宜超过 3 天。换血方法可分持续交换和单管交替抽注。单管交替抽注方法耗时长,且可引起血压波动、脏器供血受影响等,目前已少用。传统方法为通过脐静脉换血,近年越来越多地采用周围血管换血,或可将脐血管与外周血管组合应用。

换血过程中需密切观察患儿生命体征,进行心电、呼吸、经皮氧饱和度、血压、体温等监护,并在换血记录单每10~15分钟记录上述指标,同时记录每次抽出和注入的血量、时间、用药等。如行脐血管换血,最好每换血100 ml时监测中心静脉压,维持5~8 cm H_2O,过高宜多抽少注,过低宜多注少抽,静脉压恢复后再等量换血。换血前、中、后应监测血气分析、胆红素、血常规、电解质、血糖等。如患儿换血前病情较重,换血前后应检查肝肾功能、凝血功能等。对原因不明的高胆红素血症应在换血前尽可能完善各种病因检查。换血前还必须进行输血前全套检查。

换血应严格掌握指征,避免过度治疗。换血前必须签署换血同意书。如需脐血管置管,警惕血管穿孔,可致出血、进入腹腔、损伤肝脏;监测测量导管进入深度,或X线摄片明确导管位置,如导管接触心脏可致心律失常和心脏停搏。库血时间不宜超过3天,以减少电解质紊乱。输入血液应用加温输液泵输注,库血未经复温而立即输入,可致低体温、心血管功能异常;温度也不宜超过37 ℃,以免溶血。换血抽注速度尽量保持恒定,输血量大于抽血量可致心力衰竭,抽血量大于输血量可致血容量不足甚至休克。换血过程必须无菌操作,切勿有空气、血凝块进入患儿体内,否则可致空气栓塞、血栓。肝素用量不宜过大,过量引起出血,换血后可查凝血功能。

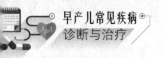

高胆红素血症患儿的出院后随访要注意什么？

随着围产医学的发展和分娩技术的改进，母亲分娩后早出院(<72 h,甚至 24 h 左右)已成为普遍现象，多数新生儿在黄疸峰值到来之前就已经出院，所以出院后黄疸的监测和随访尤为重要，对于预防重度高胆红素血症和胆红素脑病具有十分重要的意义。我国 2014 年发表《新生儿高胆红素血症诊断和治疗专家共识》，明确指出在出院时对高胆红素血症的风险评估及出院后随访的必要性，并推荐了适合我国新生儿的出院后随访方案。

首先，应在出院时评估新生儿是否存在临床危险因素，包括主要高危因素、次要高危因素和低危因素。主要危险因素包括：①出院前 TSB 或 TCB 处于高危区；②在生后 24 小时内发现黄疸；③血型不合伴 Coombs 试验阳性、其他溶血病如 G-6-PD 缺陷、呼气末 CO 增高；④胎龄 35～36 周；⑤有兄姐接受光疗史；⑥头颅血肿或明显瘀斑；⑦纯母乳喂养伴喂养不当体重丢失过多；⑧祖籍为东亚裔。次要危险因素包括：①出院前 TSB 或 TCB 处于中危区；②胎龄 37～38 周；③出院前有黄疸；④之前同胞有黄疸；⑤糖尿病母亲所生的巨大儿；⑥母亲年龄≥25 岁；⑦男孩。

低危因素包括：①出院前 TSB 或 TCB 处于低危区；②胎龄≥41 周；③人工喂养；④黑人；⑤出院时间>生后 72 小时。

其次，每一例新生儿在出院前均应测一次 TSB 或 TCB，若处于中高危及以上,建议延长住院时间,继续留院监测胆红素水平的动态变化。若处于中低危及以下,可以出院,但需根据出院日龄或出院前的胆红素水平制订出院后的具体随访计划(见下表)。对于存在高危因素的新生儿,出院后随访时间可以考虑提前。

根据出院日龄或出院时胆红素水平制订的出院后随访计划

出院时的小时龄	出院时胆红素水平	随访计划
48～72 小时	<40 百分位	出院后 2～3 天
	40～75 百分位	出院后 1～2 天
72～96 小时	<40 百分位	出院后 3～5 天
	40～75 百分位	出院后 2～3 天
96～120 小时	<40 百分位	出院后 3～5 天
	40～75 百分位	出院后 2～3 天

什么是早产儿脑病?

早产儿脑病的致病因素复杂,目前认为是多种因素综合作用的结果,其中缺氧缺血和围产期感染是最常见的致病因素。影像学是临床确诊早产儿脑病的重要手段,检查的目标是发现脑白质损伤的广泛性,并存的其他部位的脑损伤,以及脑发育过程的异常。早产儿脑病有很高的成熟依赖性,对胎龄<32～34周的早产儿,尤其是母亲有孕产期高危因素和生后患有严重疾病经历抢救的早产儿,应高度重视,列为脑损伤影像筛查对象。

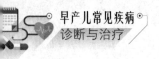

　　早产儿脑室周围白质软化(PVL)的病变部位一般局限于脑室周围,多种细胞成分均受累及,直径＞1 mm 的大面积病灶、坏死明显者,数周后会形成空腔,称为囊性 PVL;直径不足 1 mm 的小面积病灶、坏死轻微者,数周后会被胶质瘢痕填充,无空腔形成,称为非囊性 PVL。囊性 PVL 在极低出生体重儿的发病率不足 5％。脑白质损伤(WMI)特指早产儿多相的、普遍的脑白质损伤,包括灶性坏死(囊性和非囊性 PVL)和弥漫性损伤。弥漫性 WMI 病变部位一般广泛分布于脑白质,损伤细胞主要为少突胶质前体细胞,不伴明显的细胞坏死,表现为星型胶质细胞增生,小胶质细胞活化,结局为髓鞘化障碍及脑室扩大,传统 MRI 不易发现,弥散张量成像可发现异常。弥漫型较局灶型损伤轻,目前已成为早产儿 WMI 的主要类型,约占 57％。但近年由于神经影像学技术的进展,尤其是高级 MRI 的临床应用,发现早产儿脑白质损伤的同时,常伴有皮层下灰质核团结构、间脑、脑干、小脑等部位神经元/轴突病变,即病理损伤的范围往往不局限于某个区域,故而美国 Volpe 教授提出了早产儿脑病(encephalopathy of prematurity, EOP)的概念,主要病变仍然以 PVL 和 WMI 为主,但是从新的高度重新认识早产儿脑灰白质损伤及其对脑发育的威胁,阐明了早产儿长远后遗症的综合缘由。

早产儿脑病有哪些常用检查?

　　颅脑超声优势是无创、便捷、可床边操作,对脑室旁白质损伤特别是 PVL 这一囊性病变的诊断具有很高的敏感性和特异性。有报告其诊断灵敏度为 76%，特异度 95%。对高危早产儿可在生后 1 周内筛查，异常者每周复查，动态观察，病变严重者在出生 3～4 周时应关注 PVL 的发生。超声可发现局灶性 PVL，4～6 周后可探查到囊腔，但超声检查不能识别细小的、弥漫性 PVL。

颅脑 MRI 分辨率很高，对颅脑结构显示清晰、完整，至少对较严重的脑白质损伤病例提倡 MRI 检查，并适时复查。病情允许时生后 1 周内做。建议胎龄<32 周早产儿在出院前或纠正胎龄足月时常规行颅脑 MRI 检查。

胎龄≥32 周早产儿有脑损伤危险因素者，如缺氧、败血症、NEC、惊厥等，需行颅脑 MRI 检查。MRI 检查对于 EOP 的诊断作用越来越受到重视，其安全可靠性也已经得到证实，并且对神经系统预后的判断作用也成为研究重点。

早产儿脑病预后情况如何？

早产儿脑病应以预防为主。避免围产期感染，积极控制感染与炎症反应；避免缺氧，增加产前激素使用，合理机械通气；减少产后地塞米松的使用，维持血糖，避免脑血流波动；维持血气和血压稳定，维持体温，适当镇痛以减少新生儿期应激，改善营养管理等。兴奋性氨基酸拮抗剂、自由基清除剂、凋亡拮抗剂（重组红细胞生成素）等药物，虽然已经有动物实验的证据，但临

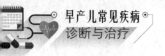

床治疗的有效性及安全性尚需进一步研究和证实。

EOP 的神经发育结局包括运动能力、认知能力、语言能力、行为能力、视力、听力等方面。不同损伤程度导致结局的差异，随着脑损伤严重程度的增加，早产儿日后的运动、认知、智力、语言、注意力等能力障碍程度也增加，不良神经结局甚至可以持续到成年期。囊性 PVL 各种细胞组分均受累，存活儿常并发脑性瘫痪、视觉障碍、认知学习能力障碍；脑性瘫痪与 WMI 相关；板下层神经元的死亡造成丘脑皮层连接障碍，导致视觉障碍；大脑皮层神经元的死亡导致认知学习能力障碍。近年严重不良神经发育结局日趋减少，脑性瘫痪发生率下降，不良神经预后主要以认知、语言、学习能力障碍等为主。

早产儿的视听觉常见问题

早产儿视网膜病变是什么？

早产儿视网膜病变(retinopathy of prematurity，ROP)是发生在早产儿和低体重儿的眼部视网膜血管增生性疾病。ROP 是目前发达国家和地区导致儿童眼盲的首位原因。随着我国新生儿重症监护病房(NICU)的发展和普遍建立,早产儿、低体重儿的存活率不断提高,ROP 在我国的发病有上升趋势,其防治任务仍然十分严峻。

ROP 最早被称为"晶状体后纤维增生症",1984 年被正式命名为早产儿视网膜病变。ROP 的发病机制比较复杂,目前普遍认为,在妊娠早期,胎儿视网膜为无血管组织,随着胎儿的进一步发育,眼视网膜从胚胎 16 周时开始逐渐血管化,在此期间视网膜血管从视盘向锯齿缘方向生长,其中鼻侧和颞侧血管分别在 32 周和 40 周到达锯齿缘。

由于胎儿在子宫内处于相对的低氧环境,出生后周围环境含氧量增高,尤其是吸氧等因素,抑制血管内皮生长因子(VEGF)的正常分泌,使未发育成熟的血管发生收缩、阻塞性改变,视网膜的血管化过程停滞,早产儿的视网膜血管尚未长到锯齿缘。停止吸氧后的相对缺氧状态使得部分视网膜缺少正常血

管营养,促进 VEGF 过度产生,血管扩张,产生新生血管的异常增殖。

早产儿视网膜病变危险因素有哪些?

ROP 的发生受多种因素影响,目前公认胎龄、出生体重和相对缺氧是三个主要高危因素。首先是胎龄,胎龄越小,发病率越高。据统计,胎龄 28～29 周,ROP 发病率为 83%;胎龄 30～31 周,发生率为 65%;胎龄 32～33 周,发生率为 50%。低出生体重是第二个高危儿因素,出生体重<1 500 g 的早产儿,发病率为 47%;出生体重<1 000 g 的早产儿发生率高达 73%。此外,ROP 的发生与相对缺氧有关,即吸入高体积分数氧气后,迅速停止,从而造成组织相对缺氧,而与吸氧时间无关。

早产儿视网膜病变的分区和分期是怎样的?

ROP 的分区按发生部位分为 3 个区:Ⅰ区是以视乳头中央为中心,视乳头中央到黄斑中心凹距离的 2 倍为半径画圆;Ⅱ区以视乳头中央为中心,视乳头中央到鼻侧锯齿缘为半径画圆,除去Ⅰ区之后的环状区域;Ⅱ区以外剩余的部位为Ⅲ区。病变越靠近后极部(Ⅰ区),进展的风险性越大。

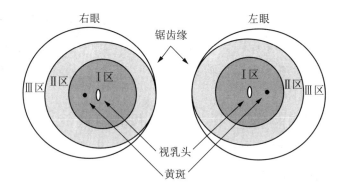

病变按严重程度分为 5 期:1 期:约发生在矫正胎龄 34 周,
在眼底视网膜颞侧周边有血管区与无血管区之间出现分界线;
2 期:平均发生于矫正胎龄 35 周(32~40 周),眼底分界线隆起呈
嵴样改变;3 期:平均发生于矫正胎龄 36 周(32~43 周),眼底分
界线的嵴样病变上出现视网膜血管扩张增殖,伴随纤维组织增
殖;阈值前病变平均发生于矫正胎龄 36 周,阈值病变平均发生于
矫正胎龄 37 周;4 期:由于纤维血管增殖发生牵拉性视网膜脱
离,先起于周边,逐渐向后极部发展;此期根据黄斑有无脱离又
分为 A 和 B,4A 期无黄斑脱离,4B 期黄斑脱离;5 期:视网膜发
生全脱离(大约在出生后 10 周)。病变晚期前房变浅或消失,可
继发青光眼、角膜变性、眼球萎缩等。

哪些早产儿要做视网膜病变筛查?

视网膜病变筛查的对象包括:①胎龄＜34 周或出生体重＜

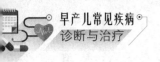
2 kg 的早产儿和低出生体重儿。美国标准:≤1 500 g 或≤30$^{6/7}$周。加拿大标准:≤1 250 g 或≤30$^{6/7}$周。②出生体重≥2 kg 的新生儿,但病情危重需心肺支持,或新生儿科医师认为有高危因素,筛查范围可适当扩大。

首次筛查应在生后 4~6 周或矫正胎龄 31~32 周开始;美国儿科学会和眼科学会对出生胎龄、生后日龄、矫正胎龄和 ROP 初筛的关系总结如下表。

根据出生胎龄决定首次筛查的时机

出生胎龄(周)	首次检查的年龄(周)	
	矫正胎龄 PA(周)	生后日龄 CA(周)
22	31	9
23	31	8
24	31	7
25	31	6
26	31	5
27	31	4
28	32	4
29	33	4
≥30	≥34	4

筛查后需要随访,随访间隔期应根据上一次检查的结果,由眼科医师而定,直至矫正胎龄足月、视网膜完全血管化。

1) 间隔 2~3 周:3 区 1 期或 2 期病变,3 区退行 ROP。

2) 间隔 2 周:2 区 1 期病变,2 区无 ROP 病变但未完全血管化,2 区明确的退行 ROP。

3) 间隔 1~2 周:2 区后极部未完全血管化,2 区 2 期病变,1 区明确的退行 ROP。

4）间隔≤1周：仅1区有血管，视网膜未完全血管化，不伴ROP；未成熟的视网膜延伸至2区后极部，邻近1区边界；1区1期或2期病变；2区3期病变；出现或疑似急进型后极部ROP（AP-ROP）。

如何治疗早产儿视网膜病变？

对Ⅲ区的1、2期病变定期随诊；对阈值前病变密切观察；对阈值病变行缺血区激光治疗；对4期和5期行玻璃体手术或巩膜环扎术。

激光治疗适合屈光介质透明，无血管区，视网膜无严重水肿的情况。光凝范围：从嵴开始直到锯齿缘，360°范围无血管区。方法是在全麻或镇静状态下，通过间接检眼镜激光输出系统，用非连续光凝斑治疗无血管区。二极管激光波长为810 nm，为红外光或红光，穿透性强，不易被屈光间质吸收，能量为320 MW，200～1 000个光凝斑即可覆盖整个无血管区。尽量靠近分界嵴，但避免损伤分界嵴，不要误伤虹膜，术后用局部睫状肌麻痹剂和类固醇滴眼液。

抗VEGF药物如贝伐单抗、雷珠单抗和哌加他尼那作为抗VEGF的主要药物，在ROP治疗中成为研究热点。有学者首次用贝伐单抗治疗ROP，发现贝伐单抗可抑制视网膜新生血管生长，有效消退异常增殖血管。与激光治疗相比，对新生血管视网膜无破坏，特异性好，避免激光治疗带来的视野缺损、视力下降。

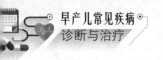

治疗后随访发现,贝伐单抗对Ⅰ区病变有较好疗效,对Ⅱ区疗效不显著。雷珠单抗治疗Ⅱ区3期的ROP后,视网膜病变消退,血管发育正常。表明雷珠单抗可以填补贝伐单抗治疗范围的空缺。目前研究发现,激光光凝联合抗VEGF药物治疗ROP在临床上可以取得良好效果。不仅安全有效,玻璃体腔注射时间短,而且术后未见药物不良反应。

目前,对于ROP的手术治疗多见于近10%的ROP进展到4期或5期的患儿,有部分研究者对高危阈值前期ROP也建议进行早期治疗。手术方式主要包括了玻璃体切除术、巩膜扣带术等。目前广泛应用的是保留晶状体的玻璃体切除术,手术解除玻璃体视网膜的牵引,并消除纤维增殖膜,以期清除VEGF。临床研究表明,对于4A期ROP,玻璃体切除术的解剖复位率为82%～97%。巩膜扣带术目前运用较少,手术目的在于减少纤维血管组织对周边视网膜的牵拉,及减少视网膜周边血管的活动,一些临床研究标准,巩膜扣带术修复ROP导致的视网膜脱离的解剖复位率为60%～75%。巩膜扣带术手术指征包括了首次玻璃体切除失败,或单纯玻璃体切除术不能完全解除周边视网膜牵拉时可考虑联合手术。该手术的缺点为可诱发严重近视和屈光参差,不利于患儿进一步的视力矫正。

早产儿听力障碍常见吗?

听力障碍是指听觉系统中的传音、感音以及对声音的综合分析的各级神经中枢发生器质性或功能性异常,而导致听力出现不同程度的减退。习惯称为耳聋。双耳为人体接受声音信号的唯一器官,人类凭听觉感受周围环境及自身发出的一切声音刺激,识别言语,并在此基础上,建立人类独有的言语交谈。新生儿时期的听力障碍可直接影响听觉神经系统的发育,由于缺乏声音刺激,听力障碍患儿不能进入学语期,在语言发育最重要和关键的1~3岁内不能进行正常的语言学习,影响言语发育,甚至发生聋哑、社会适应能力低下、注意力缺陷和学习困难等心理行为问题,最终对患儿自身、家庭和社会带来巨大的负担。

听力障碍是新生儿最常见的出生缺陷之一,早产儿听力损失发病时间不确定、发病类型多样,听神经病、进行性和迟发性听力损失的发病风险也比较高。因此,做好早产儿听觉障碍的管理,及时发现并干预听力障碍的发生,具有重大意义。

常见的听力障碍有哪些?

听力障碍按病变性质和部位分类,可分为器质性聋和功能性聋两大类。器质性聋可按病变部位分为传导性聋、感音神经性聋和混合性聋三种。感音神经性聋可细分为感音性聋和神经性聋。感音性聋的病变部位在耳蜗,又称为耳蜗性聋;神经性聋因病变部位在耳蜗以后的诸部位,又称为蜗后聋。功能性聋因无明显器质性变化,又称精神性聋或癔症性聋。按发病时间分类,可以出生前后划分为先天性聋和后天性聋。以语言功能发

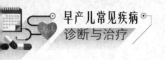

育程度划分为语前聋和语后聋。先天性聋按病因不同可分为遗传性聋和非遗传性聋两类。遗传性聋指由基因或染色体异常所致的感音神经性聋。非遗传性聋致病因素多样：妊娠早期母亲患风疹、腮腺炎、流感等病毒感染性疾患，或梅毒、糖尿病、肾炎、败血症、克汀病等全身疾病，或大量应用耳毒性药物均可使胎儿耳聋。新生儿溶血，分娩时产程过长、难产、产伤致胎儿缺氧窒息也可致聋。早产儿听力障碍的范围也很广，主要包括围产期发生的听力的损伤，属于先天性耳聋的范围。

早产儿为何容易发生听力障碍？

听觉通路是感觉中枢神经系统中发育最早的，听觉通路神经系统的发育成熟分为两个重要阶段，第一阶段是听觉周围神经的发育成熟，从孕24周开始发育，在28～36周之间中枢神经系统发育达第二个高峰；第二阶段开始于出生后，一直持续到2周岁左右，这个阶段主要包括了整个听觉中枢的发育与完善，听觉神经系统的髓鞘发育成熟。

听觉系统的发育过程表明，听觉传导通路遵循先周边后中枢、先下位后上位脑干的发育规律。耳蜗的成熟先于脑干。可见，整个围产期至新生儿出生后，各种高危因素都可影响听觉神经系统的发育或者损伤听觉神经系统，包括外周或是中枢，而导致感音性或者神经性听力障碍的发生。

早产和低出生体重是引起听力损失的重要因素，胎龄、出生体重越低,宫内发育越不成熟。研究表明,胎龄≤34周的早产儿听力筛查异常率较足月儿及晚期早产儿(胎龄34~37周)高。早产儿发生听力障碍的原因是多重的,首先早产儿机体的各项生理功能尚未发育成熟,同时早产儿脑发育尚未成熟,再者早产儿多伴有营养的缺乏,钙、锌、铁缺乏影响内耳淋巴离子环境的平衡,易导致听力障碍。

　　早产儿由于本身发育不成熟,常常合并营养不良、微量元素储备不足等,最常见的是合并铁缺乏。铁是必需的微量营养素,在各器官系统起着重要作用,尤其是对大脑的早期发育。因为它支持神经元和胶质细胞的能量代谢,神经递质的合成和髓鞘化。早产儿脑干听觉诱发电位检查时发现,诱发电位潜伏期的延长,考虑与神经元髓鞘化和听觉通路的发育不成熟有关,即早产儿神经纤维的髓鞘部分发育不成熟,突触间递质不足有关,髓鞘化的不成熟导致神经电传动传导时间延长。有研究证实,人类耳蜗外毛细胞的成熟是在孕33~35周,也就是说早产儿的外周听觉系统仍处在发育阶段,此时进行的听力检查可能获得异常的结果,但不一定是最终的听力障碍,及时干预后听力可能恢复正常。因此应当加强新生儿护理治疗的同时密切随访听力,在提高早产儿存活率的同时,使其听力的致残率降到最低。

新生儿缺氧缺血性脑病会导致早产儿听力障碍吗?

新生儿缺氧缺血性脑病(HIE)是听力损伤的最常见危险

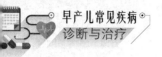

因素,研究报道 HIE 患儿中出现听力损伤的发生率高达 20%。HIE 的发生高危因素有很多,新生儿窒息产前缺氧、胎儿宫内窘迫,孕妇妊娠期高血压疾病、胎盘异常、羊水浑浊及产程延长等都可以导致新生儿缺氧从而产生 HIE。HIE 患儿的听力损伤多为可逆性,但若不能及时给予干预治疗将严重影响患儿的预后效果,但若及早给予干预和康复治疗,大多是可以好转的。在这过程中要注意 HIE 患儿听力的监测。HIE 越严重,听力异常发生率越高,而早期干预和康复治疗可以有效逆转听力损伤。

脑损伤会导致早产儿听力障碍吗?

脑损伤是新生儿时期危害严重的疾病之一。新生儿常见的脑损伤包括新生儿 HIE、新生儿卒中和早产儿脑白质损伤等,引起新生儿脑损伤主要原因是缺氧和缺血。新生儿脑损伤的临床表现差异较大,从无症状到抽搐、呼吸困难,甚至死亡。主要表现为神经系统的症状和体征,亦可涉及消化系统和呼吸系统等;其他表现有发热、肢体不对称、不正常运动等。

早产儿易伴有不同程度的颅脑损伤,是听力损伤发生的高危人群。且早产儿若发生明确的或大范围的颅内损伤,可促进感音神经性听力损伤的发生发展。脑损伤引起听力损伤的发病机制复杂,首先缺血缺氧可引起耳蜗灌注不足,影响听力;其次,新生儿脑损伤及缺血后再灌注时产生大量的氧自由基,神经纤维轴突上髓鞘主要由少突胶质细胞组成,在大脑发育中,少突胶质细胞的前体细胞明显对氧自由基毒性的敏感性高,氧自由基易损伤发育中的少突胶质细胞,从而导致大脑白质出现损伤。另外,谷氨酸兴奋性毒性可导致继发性脑损伤。听觉中枢脑组织的受累即可出现听力的损伤,但是这些损伤经过积极干预不一定造成听觉障碍,需要加强随访和积极治疗康复,部分患儿经治疗后听力可恢复正常范围。

高胆红素血症会导致早产儿听力障碍吗?

　　高胆红素血症是新生儿常见的疾病,新生儿高胆红素血症是指新生儿血清胆红素浓度足月儿>221 μmol/L,早产儿>257 μmol/L,以间接胆红素升高为主。新生儿发生高胆红素血症的原因首要的是新生儿溶血,包括 ABO 溶血和 Rh 溶血,其次是 G-6-PD 缺乏症,还有部分原因不明,可能与围产因素、遗传代谢性疾病有关。严重时,可发生胆红素脑病。

　　听力损伤是胆红素神经毒性的突出表现之一,因此备受关注。目前胆红素造成神经毒性的机制尚不明确,推测机制可能是新生儿时期的胆红素产生较多,肝脏对胆红素摄取与转化能力较低,加之胆红素肠肝循环,容易发生新生儿高胆红素血症。游离胆红素容易透过血脑屏障,随着浓度的升高,游离胆红素就沉积于线粒体、内质网等部位,并损害细胞的生物膜,影响细胞的氧化磷酸化、神经递质合成及突触传递,降低神经传导性,影

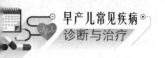

响神经传递。一般先侵犯周围听神经,再累及中枢神经,出现神经肌肉不协调、耳聋、智力发育迟缓等症状。胆红素神经毒性易损伤的主要是神经元和星形胶质细胞,主要分布在苍白球、底丘核、黑质、小脑齿状核、海马 H2-3 区、下丘脑、下橄榄核和听神经核等,胆红素脑病的听神经毒性主要表现为听神经传导通路的神经核团受累。表现为听觉诱发电位的异常,严重时听力损伤无法恢复,即为听神经病,表现为重度以上的神经性耳聋,严重影响言语发育。但若能早期发现,早期治疗,及时有效纠正高胆红素血症,听觉损伤可逐步恢复正常。

感染因素会导致早产儿听力障碍吗?

胎儿宫内感染和新生儿颅内感染均可导致听力损伤。宫内感染是语前聋非遗传性致聋的首要因素。TORCH 感染常导致胎儿先天性耳畸形和中枢神经系统感染,进而影响听觉系统,宫内感染主要是巨细胞病毒感染。在所有宫内感染的新生儿中,大部分没有临床表现,但仍有神经发育异常的风险,遗留后遗症的患儿绝大多数与妊娠前 6 个月的感染有关。研究表明,听力损害新生儿中巨细胞感染者占 20.0%,而巨细胞感染新生儿中听力异常者占 60.0%,目前关于巨细胞病毒感染引起听力损害的机制尚不明确。

现在发现,新生儿颅内感染亦可能引起听力损伤,这种情况已经引起国外相关学者及组织的高度关注。巨细胞感染可引起中重度的听力损害,也可以引起迟发型极重度感音神经性耳聋,且损伤往往不可逆,因此,对先天性巨细胞病毒感染新生儿进行听力筛查至关重要。重症感染可能诱发听神经损伤,虽然多数颅内感染经过积极抗生素治疗均预后较好,不过亦应密切随访该类患儿的听力情况。

妊娠期罹患风疹病毒感染,病毒可以通过胎盘感染胎儿,引起先天畸形,其中孕6~10周对耳部的影响最大,由风疹引起的婴儿缺陷又称为先天性风疹综合征,可表现为先天性心脏病、视觉障碍、听力障碍。另外,单纯疱疹病毒感染、先天性弓形虫病、先天性梅毒等,都可经胎盘影响胎儿,导致耳聋的发生及其他系统畸形,因此,对有宫内感染病史的早产儿,应重视听力筛查,做到早发现早干预。

听力障碍有哪些检查方法?

耳声发射(OAE)是由耳蜗螺旋器中毛细胞的主运动所产生,并由内耳向中耳、外耳道逆行传播,在一定意义上反映耳蜗的功能状态。耳蜗病变、毛细胞功能障碍就不能产生耳声发射。耳声发射法有自发性耳声发射(SOAE)和诱发性耳声发射(EOAE),后者按刺激诱发不同分为瞬态声诱发耳声发射(TEOAE)、畸变产物耳声发射(DPOAE)、刺激频率耳声发射(SFAE)、电诱发耳声发射(EEOAE)等。

目前用于筛查的主要有瞬态耳声发射、畸变产物耳声发射。

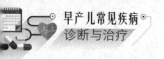

自 Kemp 报道外耳道记录到耳声发射证明外毛细胞的能动性以来，OAE 逐渐被广泛应用于临床。耳声发射是无创技术，操作简便，测试两耳仅需要 10 秒钟左右，不受听觉中枢神经系统成熟程度的影响，测试费用低；但是其易受外耳道、中耳状态的影响，对测试环境要求严格，新生儿出生后外耳道内胎粪及中耳羊水，呼吸噪声及环境噪声过高，均可能出现假阳性；同时 OAE 无法检测蜗后病变，致使其不能作为唯一的新生儿听力筛查技术。但有研究指出瞬态诱发耳声发射（TEOAE）与畸变产物耳声发射（DEOAE）综合分析，能够相对准确地反映耳蜗的功能。

脑干听觉诱发电位（ABR）是一种短潜伏期听觉诱发电位，通过刺激诱发听神经和脑干通路上的同步放电记录反应波形，各波主要来自对刺激具有相同潜伏期的神经核团和神经纤维构成，通过 ABR 各波之间的潜伏期反映听神经及脑干通路是否正常。脑干听觉诱发电位（ABR）能客观地反映听觉传导通路包括耳蜗、听神经远端及脑干等部位的病变和听觉传导功能正常与否，它不仅能对病变部位作出定位诊断，而且不受小儿意识和语言表达的影响。

自动听性脑干反应（AABR）是在 ABR 基础上发展起来的，所用刺激声是短声，不具有频率特性，通过标准通常定为 30～35 dB nHL，AABR 反映外耳、中耳、鼓膜、听神经直至脑干功能状态。自动听性脑干反应（AABR）测试技术用于新生儿听力筛查，具有操作简单、耗时短、灵敏性高等优点，使 AABR 越来越多地应用于新生儿听力筛查。Click-AABR 主要反映高频听力障碍,对评估低频听力损失有一定的局限性,所以单独用AABR易漏筛部分低—中频听力损失患儿。

声导抗检测是客观测试中耳传音系统、听神经以及脑干听觉通路功能的方法。它包括声阻导抗和声导纳,两者互为倒数关系。声导抗的检查内容常用为鼓室图和声反射。

OAE与AABR的筛查结果易受中耳状态的影响,且新生儿因为解剖生理原因,其中耳功能异常的比例较高,在新生儿听力筛查中,即使OAE、AABR通过者,也可能存在中耳功能异常,因此检测新生儿的中耳功能状态十分必要。国内外有学者探讨应用1 000 Hz高频鼓室声导抗测试中耳功能状态,Garcia等对60例0～4个月婴儿的研究结果表明,使用耳镜检查鼓膜及中耳疾患与1 000 hz高频探测音声导抗有较高相关性;Margolis等对足月新生儿的研究显示,未通过耳声发射筛查的新生儿中有50%未通过1 000 Hz鼓室声导抗测试,而通过耳声发射听力筛查的新生儿中,只有9%的患儿未通过1 000 Hz鼓室声导抗测试。表明1 000 Hz高频探测音声导抗检测是婴儿听力筛查的重要辅助手段,其对诊断听力损失的性质具有重要意义。

为什么要做新生儿听力筛查?

从1994年全国初步开展新生儿疾病筛查,到1999年将新生儿听力筛查纳入妇幼保健的常规检查项目,2004年起,听力筛查

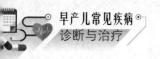
作为新生儿疾病筛查的一项重要内容进行管理与实施；最后到2010年颁布《新生儿疾病筛查技术规范(2010年版)》，至此新生儿听力筛查实现了政府主导下各级医疗机构普遍实施的常规模式，听力筛查成为每个新生儿的常规检查项目。

在新生儿可筛查的几种疾病中，听力障碍的发病率最高，达1‰～3‰，在重症监护病房的发生率达2%～4%。新生儿听力筛查目标是"早发现、早诊断、早干预"，其后续的诊断、干预在一定程度可减少听力损失的危害，有利于患儿言语功能及情感的发育，保证"聋而不哑"，有效地提高了患儿的生活质量，使患儿可以更好地融入社会，这是新生儿听力筛查的最终目的。

随着新生儿听力筛查的发展和临床经验的累积，发现部分新生儿出生时听力筛查发现听力障碍，但随着月龄增长其听力逐渐恢复正常；部分新生儿出生时听力正常，但出现迟发性听力损失。Langagne对39例听力损失患儿进行干预及随访，对轻度听力损失患儿进行听功能训练，中、重度听力损失患儿佩戴助听器，极重度患儿进行人工耳蜗植入，结果表明早期干预可在一定程度上改善患儿听力，部分患儿在佩戴助听器后，听力可补偿到正常范围。Yoshinaga-Itano等随访了150例(12～36月龄)不同程度、不同年龄听力障碍的儿童，其中72例患儿在6月龄内确诊，78例患儿在6月龄后确诊，并对所有患儿在确诊后的2个月内进行干预，以适当的发育和语言量表对所有患儿进行评估，结果显示：6月龄前尽早发现并给予正确的干预，可最大限度地降低听力障碍对婴幼儿语言、心理、社交、学习等方面的不良影响。

早产儿人群听力障碍发生率更高,针对早产儿做好听力筛查及随访干预,能更好地发现并干预听力障碍,提高早产儿健康水平。

怎么做新生儿听力筛查?

《新生儿及婴幼儿早期听力检测及干预指南(草案)》建议新生儿听力筛查覆盖率达95%,初筛通过率达90%,复筛率达80%,转诊率不超过5%。我国现阶段新生儿听力普遍筛查模式多为初筛与复筛两阶段模式:新生儿出生后2~3天进行初筛,未通过者第42天进行复筛,复筛仍未通过者3个月内进行听力学诊断。筛查方法各地各医院也不尽相同,有的医院初筛与复筛都用OAE,有的医院初筛用OAE,复筛用AABR;有的医院初筛与复筛均用OAE联合AABR。

对于有高危因素的新生儿,筛查流程有以下补充:(1)NICU超过5天的婴儿的听力筛查应该包括进行听性脑干反应(ABR)测试,以免遗漏神经性听力损失的病例。(2)在NICU中未能通过AABR测试的婴儿,由听力医师负责对其进行复筛,一旦发现有听力损失迹象,立刻进行包括ABR在内的听力全面评估。(3)如果有致听力损失的高危因素发生时(例如,需要进行换血疗法的高胆红素血症,或者培养阳性的败血症),建议出院之前重复进行听力筛查。(4)已经通过新生儿筛查但是存在高危因

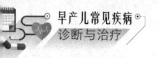

素的婴儿在出生后 24～30 个月之前应该至少进行一次诊断听力学评估。以下高危因素是早期或更频繁进行诊断性听力学评估的指征:患有巨细胞病毒(CMV)感染,渐进性听力损失相关综合征,神经变性疾病,外伤,培养实验阳性的产后感染合并感音神经性听力损失的儿童;或接受过体外模式人工氧合法(ECMO)或者化学治疗的儿童;引起看护人对其听力关注或者有听力损失家族史的儿童。

为提高早产儿听力筛查效率,对早产儿听力障碍做到早发现,早干预,早治疗,有以下几点建议:(1)对于有高危因素的新生儿,建议使用 OAE＋AABR 进行初筛,并在出院前进行复测。(2)对于筛查测试未通过的婴儿,需在 3 月龄内完成确诊性 ABR 检查(全套气导测试＋骨导测试),必要时补充耳部 MRI 及 CT 检查以明确听力障碍类型和程度及病因。(3)对于筛查通过的早产儿,建议随访听觉反应,并建议 2～3 岁前进行一次听力学评估。

如何诊断新生儿听力障碍?

对于听力筛查未通过的婴儿,应在 3 月龄前进行一次听力学诊断,诊断包括程度、性质、部位三方面。按 WHO(2001)耳聋的分级标准,取 0.5、1、2、4 kHz 四个频率的行为听阈(听力级,HL)的平均值,耳聋分级为:轻度 26～40 dB;中度 41～60 dB;中重度 61～80 dB,重度 81～90 dB,极重度 90 dB 以上。由于婴幼儿配合性差,因此可采用 ABR 或 ASSR 来评定听阈,了解有无耳聋。

由于 3 岁以下婴幼儿很难配合进行纯音的气导和骨导检查,因此难以对其耳聋的性质作出确切的诊断。一般以声导抗(低频探测音 226 Hz)检查结果作为评估中耳功能的主要指标。但是建议用 1 000 Hz 探测音鼓室导抗测试对 6 个月以下婴儿进行中耳功能评估。在此基础上,需结合其他临床检查结果进行全面判断。如中耳鼓膜的变化,ABR Ⅰ 波潜伏期,ABR 骨气导差值等。

传导性耳聋声导抗测试鼓室图为 B 型或 C 型,鼓膜异常改变,ABR Ⅰ 波潜伏期≥1.70 毫秒,ABR 气骨导差≥15 dB nHL等。感音神经性耳聋声导抗测试鼓室图为 A 型,鼓膜无异常改变,DPOAE 和 ABR 异常,ABR 无骨导差。混合性耳聋具有传导性耳聋和感音神经性耳聋的共同特点。

部位一般按外耳、中耳、内耳和神经等部位进行区分。外耳和中耳引起的耳聋多为传导性;内耳引起的耳聋多为感音性;神经病变引起的耳聋,理论上可以分为神经性耳聋和听神经病两种。一般的神经性耳聋多由蜗神经纤维减少或坏死引起,同时合并有耳蜗的病变,故临床上常将神经性耳聋和感音性耳聋合称为感音神经性耳聋。而听神经病专指耳蜗功能正常,听神经功能正常的一种特殊神经病变,常通过耳声发射和耳蜗微音电位检查是否正常对其进行鉴别。

需要指出的是,常见有听力筛查"未通过",但行 ABR 检查听阈却正常的儿童,这种情况多见于轻度—中度传导性和感音

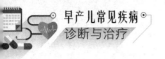
神经性耳聋的婴幼儿。这是由于:传导性耳聋的耳听力改善或变为正常,是由于随着年龄的增长,中耳鼓室内的胚胎间叶组织或积液不断被吸收干净或排除,从而使听力得到改善。感音神经性耳聋的听力改善或变为正常,其原因多为随着年龄的增长,缺氧不断改善,听神经髓鞘化不断完成,从而使听力得到改善。因此,应该对不同的情况作不同的解释,才能避免家长的误会。

早产儿听力诊断的常见结果有哪些?

感音神经性听力障碍(SNHL)。此种结果提示听觉通路受损,早产儿、缺血缺氧、脑损伤、感染、颅面部先天畸形、耳聋相关综合征均可发生不同程度的感音神经性耳聋。

诊断 SNHL 的基本测试项目有(1)耳蜗毛细胞(感音)功能测试:耳声发射(OAE)对外毛细胞功能的测试一般采用筛查型或诊断型耳声发射仪,进行瞬态诱发性耳声发射(TEOAE)或畸变产物耳声发射(DPOAE)测试。OAE 测试结果为"不通过"。(2)听觉脑干诱发电位测试:用短声刺激诱发 ABR,分别进行气导和骨导测试,SNHL 表现为不同程度的波形异常,V 波阈值升高,超过 25 dB HL 即为异常,根据听力损失分级,可以为轻度—极重度听力损失。(3)声导抗检查:建立高频(1kHz)探测音进行声导抗测试,鼓室图可以为 A、B、C 三种结果,声反射常未引出。鼓室图为"A",提示中耳无明显异常;鼓室图为"B"或"C",

提示中耳有积液可能,往往是中耳鼓室内的胚胎间叶组织或积液未被吸收干净或排除,影响了声音的传导,合并有传导性听力损失。

传导性听力障碍。此种结果提示听觉通路传导有障碍,多见中耳鼓室内的胚胎间叶组织或积液未被吸收干净或排除,并无听觉神经系统的损伤,另有颅面部畸形、外耳中耳畸形的早产儿可以表现为传导性耳聋。OAE测试结果可以为"不通过"。听觉脑干诱发电位测试气导可表现为轻度~中度的阈值升高,但骨导阈值多正常,存在气骨导阈值差。鼓室图为"B"或"C",提示中耳有积液可能,影响了声音的传导,导致听力损失。对于外耳中耳畸形的婴儿,可给予耳部CT检查了解外耳中耳内耳机构,进一步确诊畸形类别及与听力损失的关系。混合性听力障碍具有传导性耳聋和感音神经性耳聋的共同特点。

什么是听神经病谱系障碍?

听神经病谱系障碍(Auditory Neuropathy Spectrum Disorder, ANSD)不同于典型的感音神经性听力损失,它描述了一种内毛细胞和听神经突触和(或)听神经本身功能不良所致的听力障碍,ANSD的特点是耳蜗毛细胞(感音)功能正常或基本正常,而听神经功能缺失或异常。

患儿听功能障碍的临床表现多种多样:有的患儿听力学测试结果异常,但听力和言语理解困难;有的患儿主诉"听到声音,

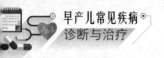

但不知其义,环境越嘈杂,症状越明显";有的患儿听力呈波动性,"有些天听得好,有些天听得差";有些患病儿童或成人,表现为"功能性聋"。婴幼儿期患病将对其以后的语言发展和学业成绩产生很大影响。

早产儿中发生 ANSD 的常见原因是高胆红素血症,这是胆红素的神经毒性决定的,前文已有详细叙述。对于高胆红素血症患儿,必须警惕 ANSD 的发生。ANSD 可为单侧,也可为双侧。单侧颅面部畸形的婴儿中,存在蜗神经缺陷(缺失或小蜗神经)的可能性,CT/MRI 有助诊断。

听神经病谱系障碍的检查包括哪些?

诊断 ANSD 的基本测试项目包括:耳蜗毛细胞(感音)功能测试:耳声发射(OAE)对外毛细胞功能的测试一般采用筛查型或诊断型耳声发射仪,进行瞬态诱发性耳声发射(TEOAE)或畸变产物耳声发射(DPOAE)测试。由于耳蜗毛细胞(感音)功能正常或基本正常,耳声发射检查表现为通过。

听神经功能测试。用高强度(80～90 dB nHL)短声刺激诱发 ABR,ANSD 患儿 ABR 显著异常,主要表现有:①"平坦"ABR,无波形分化;②Ⅲ波以前波形存在,随后波形消失;③同步性差,只在刺激声强度提高后,才出现潜伏期延长的Ⅴ波。

蹬骨肌反射(声反射)。ANSD 患儿声反射消失或反射阈提高。目前尚未建立低月龄婴儿高频(1kHz)探测音声反射阈的正常值范围,因此未列入 ANSD 诊断的必需检测项目。

ANSD 患儿 TEOAE 和 DPOAE 正常或接近正常。新生儿和低月龄婴儿耳道/中耳中的残留物或分泌性中耳炎(otitismedia with effusion, OME)等因素影响 OAE 的测试结果;或者 OAE 原本可以引出,但随着时间推移而消失;这种情况既不表明患儿的听功能发生改变,也不意味着 ANSD 转变为典型性 SNHL。

对新生儿和低月龄婴儿需要严格控制测试条件,确保测试结果准确、有效、没有伪迹干扰。测试时,婴幼儿需处于安静睡眠状态,即自然睡眠或使用镇静剂,避免在身体活动和背景噪声产生的伪迹下进行记录。

对不足 36 周孕龄早产儿及脑发育不良早产儿的测试结果,解读时需小心谨慎,最好在数周或数月后重复测试,以确保结果可靠。有文献报道,部分婴儿可表现为"短暂性"ANSD,推荐经常用测试组合进行监测,特别在 2 岁前,以确立稳定不变的测试结果。

典型听力障碍如何干预？

典型听力障碍包括感音神经性听力障碍、传导性听力障碍及混合性听力障碍,听觉功能的损失与言语察觉阈,言语理解力成正相关,听力损失的程度根据阈值进行分级。按照原卫生部《新生儿听力筛查技术规范(2010 版)》的要求,新生儿复筛仍未通过者应当在出生后 3 月龄内转诊至省级卫生行政部门指定的

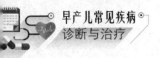

听力障碍诊治机构接受进一步诊断;筛查未通过的 NICU 患儿应当直接转诊到儿童听力障碍诊治机构进行确诊和随访;对确诊为永久性听力障碍的患儿应当在出生后 6 个月内进行相应的临床医学和听力学干预。

典型听力障碍干预阶段点:"1—2—3 月"模式主要是针对重度和极重度感音神经性聋(80 dB 以上)的患儿。如果是中—重度感音神经性聋(70~80 dB),建议观察到 6 个月,复查听力后再行助听器验配。轻—中度(50~60 dB)者则观察到 8 个月,结合至少 2~3 次听力检测的结果和影像学检查,综合分析是否为永久性的听力障碍,才考虑是否验配助听器。双侧外耳道闭锁或中耳畸形引起的中度以上传导性聋,建议 4~5 个月选配软带骨导助听器,使患儿尽早获得声音的刺激。值得注意的是,在助听器验配前,一定要询问家长观察患儿对声反应的情况。

典型听力障碍如何评估?

听力学评估。进行气导和骨导频率特异性的 ABR 测试。一旦检测结果显示为永久性听力损失,需进行频率特异性 ABR 测试,明确每侧听力损失程度,听力损失构型,以便为扩音装置的验配提供足够的信息;畸变产物或者瞬态诱发耳声发射(OAE)测试;使用 1 000 Hz 探测音的鼓室导抗图测试了解中耳情况。

行为测听。视觉强化测听或者以建立条件反射为基础的游戏测听，两种方法的选择依赖于儿童的发育程度，包括双耳各频率的纯音听阈测试和言语测听。

医学评估包括病史，儿童期发生的永久性听力损失的家族史，合并有早发或者迟发性永久性听力损失综合征的鉴别，身体检查，指定的放射学检查以及实验室检查（包括基因测试）。

听力障碍经确诊，都应该接受和年龄相符的听觉行为和交流技能的发育监控。任何发现有听觉和（或）交流技能发育滞后的婴儿，无论是否通过了最初的新生儿听力筛查，均应该接受听力学评估以排除听力损失的存在。

听力筛查中发现中耳异常是怎么回事？

听力筛查未通过的新生儿中，中耳问题引起者所占比例较大。临床上可见，中耳异常可出现轻度—重度的听力问题（ABR阈值可为40～90 dB nHL），如果不进行认真的鉴别诊断，有时会被临床医师忽略。当ABR气导阈值为90 dB nHL时，往往会被错判为感音神经性聋。

中耳积液明显时，确实可以使ABR阈值明显升高，超出一般传导性聋的阈值。鉴别中耳问题时，1 000 Hz探测音的声导抗测试和ABR气—骨导阈值差值的观察必不可少，此外，结合ABR的Ⅰ、Ⅲ、Ⅴ波潜伏期也非常重要。如果确诊为中耳积液，

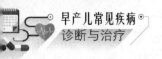
建议观察3个月,听力没有明显好转的话,可以适当使用促排剂。随着中耳积液的吸收,多数患儿听力可转变为正常,这种情况属于"阳转阴",不属于永久性的听力损失。

分泌性中耳炎会进一步减少患儿对语言发育所必需的声学信号的接收。分泌性中耳炎还会减弱助听器验配的效果,降低听觉意识,因此需要对助听器参数进行调试。对于患有感音神经性听力损失合并分泌性中耳炎的婴儿,应将其迅速转诊给初级保健医师或者耳鼻喉专业人员,并进行持续分泌性中耳炎的治疗。对分泌性中耳炎治疗方案的确定过程不应耽搁扩音装置的验配。

迟发性或进行性听力问题是怎么回事?

迟发性或进行性听力问题,临床多见于以下几种情况:①听力筛查通过,长大后由于说话不清,被家长或老师发现;②听力筛查未通过,首次听力诊断时双侧听力损失很轻,但未复查,听力损失加重后才被发现;③单侧听力损失发展为双侧听力损失,由于说话不清才被发现。以上几种情况,最常见的是大前庭水管综合征或入住 NICU 的患儿。因此,建议3~6个月进行听力诊断时,最好能通过影像学排除大前庭水管综合征等情况;另外,对于入住 NICU 的患儿,3 岁以前每 6 个月~1 年,至少检查一次听力,以便及早发现迟发性听力问题。

什么时候需要验配助听器？ ⟨ ⟩————

　　大多数双侧听力损失和许多单侧听力损失的患儿可受益于某种形式的个人扩音装置，即验配助听器。当诊断性 ABR、OAE、鼓室导抗图等生理学听力评估结果和医学检查结果均达到一致时，助听器的验配达到最佳效果。

　　对于年龄＜6 个月的婴儿，仅依据生理学测试结果进行助听器的验配。扩音装置的监查和对个体康复计划恰如其分的长期认证同样都需要进行听力评估，同时要进行其电声学、真耳分析以及听力设备的功能性的验证。监测也包括对交流能力、社会情感、认知发展以及后来的学习表现进行阶段性的评价确认，以确保干预取得的进步与儿童的能力相称。

什么时候需要手术干预？ ⟨ ⟩————

　　如果一名儿童的助听器经过恰当验配，其获益看起来仍然很有限，那么就应该慎重考虑进行人工耳蜗植入。根据 2003 年《人工耳蜗植入工作指南》语前聋患儿的选择标准：①双耳重度或极重度感音神经性聋；②最佳年龄应为 12 个月～5 岁；③配戴合适的助听器，经过听力康复训练 3～6 个月后听觉语言能力无明显改善；④无手术禁忌证；⑤家庭和（或）植入者本人对人工耳

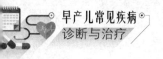

蜗有正确认识和适当的期望值;⑥有听力语言康复教育的条件。神经性听力损失患儿进行人工耳蜗的病例逐渐增多,目前是较为有效的治疗神经性耳聋的方法。

如何评估听神经病谱系障碍?

一旦患儿确定为 ANSD,应对其进行全面的医学、生长发育和交流能力等方面的评估。包括:①儿科的生长发育评估和病史;②含耳蜗和听神经 CT、MRI 影像的耳科学评估;③基因学诊断;④眼科学评估;⑤神经科学评估周围神经和脑神经功能;⑥交流能力评估。如果儿科和耳科学评估提示患儿有潜在的前庭功能异常时(如眼震、行走发育迟缓等),应评估前庭功能,但前庭功能检查不作为常规推荐评估项目。早期评估患儿的交流能力,将使其家庭受益。

听神经病谱系障碍患儿的听力学测试组合。ANSD 婴幼儿应经常接受听力学评估,观察他们对声音的行为反应和听觉发育情况,有的患儿的纯音测试结果会有波动。

耳镜检查、中耳声导抗测试:和其他婴儿一样,ANSD 患儿也可能伴有中耳功能障碍、分泌性中耳炎所导致的轻度传导性听力损失。ANSD 患儿镫骨肌反射消失或阈值提高。耳镜检查和鼓室导抗图是判断中耳功能不良最有帮助的方法。

耳声发射采用 TEOAE 和(或)DPOAE,ANSD 患儿的 OAE 开始可以引出,但以后可能消失。

根据患儿年龄和发育水平,选用不同的行为测听方法,如视觉强化测听法或条件定向反射测听法。对于低月龄的和发育迟缓的婴儿,还可以用行为观察测听法观察其对声音的反射性反应。但不应将结果视为患儿的听阈或最低反应水平。

言语接受(speech reception)和言语识别(speech recognition)测试对低月龄婴儿,可用重复的辅音—元音组合(例如 ba-ba, ga-ga)测得反应阈值。对幼儿,可通过指认身体部位测得言语接受阈。随着小儿词汇量的发展,言语识别测试可采用标准化的指图法,即指图词语识别测试法;采用早期言语感知测试法或开放式测试。为保证测试项间的稳定性,建议采用录音材料,而不是真人发声。只要小儿有能力重复录音材料,就可以进行上述测试。ANSD 患儿在噪声环境下的言语理解力显著降低,对能配合的患儿,最好进行噪声或竞争性信息环境中的言语识别测试。

听神经病谱系障碍如何验配助听器?

听神经病谱系障碍患儿的放大助听策略是,SNHL婴幼儿可以通过电生理方法[例如短声 ABR、短纯音 ABR 和(或)稳态诱发电位]推测其听敏度,尽早验配助听器。但是 ANSD 婴幼儿无法通过电生理学方法预估听阈,需要根据行为反应来考虑助听器验配。如果反复测试均提示患儿纯音听阈和言语觉察阈增高,则可考虑验配并试戴助听器。ANSD 患儿的助听器验配策略注意以下几点:一旦 ANSD 婴幼儿行为测听(VRA 或 COR)

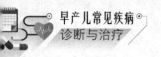

提示有纯音听阈或言语觉察阈提高,就要考虑验配助听器,以该"阈值"或最低反应水平计算助听器验配的目标增益。

注意随时用 ABR 和条件反射性测听来监测患儿的听功能,根据需要调整助听方案。婴幼儿发育迟缓,条件反射性测听失败,在以下情况下要考虑采用听觉行为观察法和(或)皮层诱发电位测试法,进行助听器验配:①听敏度明显偏离发育标准;②通常大于 6 月龄。

如何手术治疗听神经病谱系障碍患儿?

尽管助听器验配适当,有些 ANSD 患儿的言语理解力和语言发育水平还是不尽如人意,这时不论其行为听阈如何,都应考虑进行人工耳蜗植入。但必须注意的是:某些患儿有听功能的显著提高甚至"恢复"的可能,因此需告知其父母:患儿 2 岁前,听功能还有自行恢复的可能,所以在听力学测试结果(ABR 和行为听敏度估计)明确提示为永久性 ANSD(指 ABR 无变化或未恢复)之前,不要考虑进行人工耳蜗植入。植入年龄推迟到 2 岁是合适的。但是,所有 ANSD 患儿,包括那些可能自行恢复者,都必须进行早期干预和语言刺激训练,以防语言发育迟缓。术前影像学检查,了解听神经发育是否完好很重要。此外,言语识别能力和语言发育进步缓慢的 ANSD 患儿,不管其纯音听阈和言语觉察阈如何,都是人工耳蜗植入的候选对象,植入前须按儿童助听器验配指南的规定,试戴助听器。

ANSD 患儿一经诊断就需接受早期干预,3 周岁前每 6 个月一次,评估其语言、认知技能、听觉技能、言语、词汇量和社会—情感发育水平。评估工具包括听力正常儿童标准化评估工具以及适合测试患儿言语和视觉语言发展的常模参照型评定工具。应告知 ANSD 患儿家长:最初的评估并不能预测患儿的听觉能力、言语和交流能力发展的结果,持续监测患儿的听觉、言语、语言、交流以及全身的发育情况是最基本的。

基因检测技术在早产儿随访中的应用

早产儿相关的主要遗传性疾病有哪些？

我国是出生缺陷和遗传病高发国家，据估计我国每年有 90 万～100 万出生缺陷患儿出生，约占出生总人口的 5.6%。出生缺陷和遗传病已经严重影响我国出生人口素质和儿童健康水平。早产儿的主要遗传性疾病一类是由染色体异常引起的：三体(13-三体)，缺失(猫叫综合征)，染色体易位，微缺失综合征；一类是由特定发育基因功能紊乱引起的畸形综合征：如 Apert 综合征等。

其次为遗传代谢病，也称先天性代谢缺陷(inborn errors of metabolism, IEM)，主要分中毒(氨基酸代谢病，有机酸代谢病，尿素循环障碍，糖代谢病，金属元素，卟啉病，神经传导物质等)，能量代谢障碍(先天性乳酸血症，呼吸链障碍，脂肪酸氧化和酮体代谢异常，糖异生、糖原、糖酵解缺陷，脑肌酸障碍，磷酸戊糖途径)，复杂分子(溶酶体，过氧化物酶体，先天性糖蛋白糖基化缺陷)，磷脂、鞘脂类、复合脂肪酸，类异戊二烯(胆固醇、辅酶 Q、长醇)。早产儿中常见的是代谢急重症，如低血糖症、高血氨症、高乳酸血症、代谢酸中毒。新生儿常见的有先天性甲状腺功能减退症(CH)、苯丙酮尿症(PKU)和葡萄糖-6-磷酸脱氢酶(G-6-

PD)缺乏症。此外还有骨骼和结缔组织疾病如软骨发育不全Ⅱ型等。皮肤病如片层状鱼鳞病、单纯型大疱性表皮松解症等。线粒体病如皮尔森综合征等,还有免疫缺陷病。

遗传性疾病诊断中有什么常用的诊断工具?

由于遗传病种类繁多,特殊的病因基础,以及不同的遗传病存在许多相似的症状和体征,很多的遗传病需要具有丰富经验的临床医师才能做出准确的判断。遗传病的最终确诊往往是比较困难的,除采用基于表型症状的诊断方法,还必须辅以遗传学诊断手段,如系谱分析、染色体检查、生化检查、基因诊断等。

病史、症状和体征。其中病史除了解一般情况外,还应采集和遗传病家族聚集现象有关的家族史、婚姻史和生育史。特殊的症状和体征,有助于临床医师判断遗传病,比如正常出生的婴儿,发育到3~4个月,如果其尿液、汗液有一种特殊的腐臭味,智力发育落后于同龄儿童,同时伴有毛发变黄、肤白而细腻、虹膜黄色、易激动、肌张力高、貌似猿猴,则怀疑为——苯丙酮尿症。

系谱(pedigree)分析或称家系图分析,是指对某遗传病患者家族各成员的发病情况进行详细调查,再以特定的符号和格式绘制成反映家族各成员相互关系和发病情况的图解。系谱图的绘制,常以该家系中首次确诊的患者又称先证者(proband)开

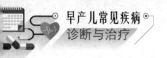

始,追溯其直系和旁系各世代成员及该病患者在家族亲属中的分布情况。系谱分析有助于区分单基因病和多基因病,如果是单基因遗传,还可确定是显性、隐性或性连锁遗传。进行系谱分析时需要特别注意以下几点:①确保系谱的系统性、准确性和完整性;②遇到隔代遗传时,要注意区分是显性遗传病外显不全还是隐性遗传所致;③当系谱中除先证者外找不到其他患者,呈散发现象时,须认真分析是常染色体隐性遗传还是新基因突变所致;④注意显性和隐性的相对性。

生物化学检测。酶缺陷导致一系列生化代谢紊乱,从而使代谢中间产物、底物和终产物旁路代谢产物发生变化,通过检测某些代谢产物质和量的改变,可间接反映酶的变化而作出诊断。基因突变引起的单基因病主要是特定的酶和蛋白质的质和量改变的结果,因此对酶活性的改变和蛋白质含量的测定是确诊某些单基因病的主要方法。

染色体检查。又称为核型分析,是确诊染色体病的主要方法。样本来源主要取自外周血、绒毛、羊水中胎儿脱落细胞和脐血、皮肤等组织。行染色体检查的指征包括:有明显的智力发育不全、生长迟缓或伴有其他先天畸形者;夫妇之一有染色体异常;家族中已有染色体病或者先天畸形的个体;多发性流产妇女及其丈夫;原发性闭经和女性不育症;无精症男子和男性不育症;两性内外生殖畸形者;疑为先天愚型的患儿及其父母;原因不明的智力低下伴有大耳、大睾丸和(或)多动症者;35 岁以上的高龄孕妇。

什么是基因诊断？

　　基因诊断是应用分子生物学方法检测受检者遗传物质的结构(DNA)或表达水平(mRNA、蛋白质)的变化而作出或辅助临床诊断的技术,具有针对性强、特异性高、灵敏度高、应用范围广、无组织和发育特异性等特点。

　　基因诊断根据致病基因及突变性质是否已知,制订相应的诊断策略。一类为直接基因诊断,通过检测致病基因本身的结构性改变,如单碱基的缺失、插入和置换,片段的缺失、易位、重复等,适用于致病基因已知且基因结构异常已知的遗传病的诊断。另一类为间接基因诊断,通过对受检者及其家系进行连锁分析,适用于致病基因未知或致病基因已知但异常未知的遗传病的诊断。常用的基因诊断技术包括分子杂交(Southern blot、原位杂交等)、PCR 技术、高通量测序技术和染色体芯片技术等。

什么是染色体芯片？

　　与遗传病相关的基因组变异主要包括染色体异常、基因拷贝数变异 CNV 和点突变。根据变异类型的不同,经典的基因检测方法包括染色体核型分析(karyotyping)、荧光原位杂交(FISH)、一代(Sanger)测序、多重连接依赖性探针扩增

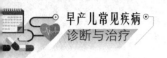

(MLPA)、基因芯片(microarray)和最新的高通量测序(NGS)等。其中染色体核型分析是产前诊断的金标准,而在近十年以来,越来越多的组织、机构和研究者推荐将染色体芯片 CMA 以及高通量测序技术作为产前及产后遗传病诊断的有效工具。

染色体芯片包括 2 大类,分别是比较基因组杂交芯片(aCGH)和 SNP 芯片,两者均可检测拷贝数变异。前者将待测样本 DNA 与正常对照样本 DNA 分别用不同荧光标记,通过与芯片上的探针杂交获得定量的拷贝数检测结果;后者将已知 SNP 位点的不同等位基因标记不同荧光标记,通过微珠随机结合在芯片上,待测样本 DNA 与探针杂交并单碱基延伸,扫描荧光信号确定拷贝数和基因型。后者除了检测 CNV 外,还能够检测等位基因不平衡、三倍体、嵌合体和纯合区域,且不需要正常对照。核型分析可以检测 5～10 Mb 范围的疾病异常区域,而 CMA 可以检测小到数 kb 的亚微观异常区域,具有更好的分辨率。

什么是高通量测序 NGS 技术?

近年来,高通量测序技术的发展将遗传病基因诊断推向了另一个高潮。NGS 技术能对患者的基因组进行快速准确地测序,通过生物信息学分析方法鉴别出患者基因组中几乎所有的变异,并且确定出这些变异在人群中的疾病风险,可以大大提高遗传性疾病的确诊率,并为临床提供合理的治疗建议。近年来的研究表明,美国每年有 8 042 个由于单基因遗传病导致的新生儿死亡或是 NICU 和 PICU 的住院患儿,其中占大约 65% 的(level Ⅳ)NICU 患儿,从经济和治疗方面综合考虑估计,如果把高通量测序作为一项常规疾病检测方法,能为约 25% 的在 NICU Level Ⅲ 和 Ⅳ 的新生儿的致病机制的确诊提供服务。

主要的结构畸形在新生儿中的发病率高(2%～3%),占围产儿死亡比例的 25%。存在结构畸形的胎儿往往存在染色体非整倍体、染色体重排或者单基因病的高风险,传统的核型分析对于染色体重排的诊断率在 5.4%～15.5%,CMA 则可以发现核型分析无法观察到的小基因组缺失和重复,将诊断率提高到 10%,而目前发展迅速的高通量测序,如全外显子测序则可将诊断率提高到平均 25%。

在未知疾病的病因学研究和已知疾病的新致病基因研究方面,高通量测序也展示了其强大的检测能力。例如遗传性心律失常综合征常与 IAS 和新生儿猝死 SUD 相关,Laura 等通过目标基因 panel 测序,寻找 IAS 和 SUD 相关的基因突变。最终在 12 例(6.3%)受检样本中发现了可能的致病相关突变,在 36 例中发现了 31 个意义未明的突变,在 15 例中发现了 16 个预测的新的致病突变。

遗传性疾病基因检测的临床报告如何解读？

基因检测一般用于识别或确认疾病的原因,并帮助医师做

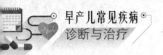

出个性化的治疗决策。基因检测的证据如何使用也依赖于临床背景和检测指征。医师在提出基因检测需求时已将患儿的临床信息提供给实验室,准确详细的临床信息有助于对检测结果的解读,根据患儿的病史、家族史、体格检查和前期实验室检查对变异和基因进行评估,进而区分致病变异和其他偶然(次要)发现或良性变异。

报告从结构上可以分为患儿信息、临床信息、检测信息、检测结果、结果解读、偶然(次要)发现、方法局限性和报告的参考文献和信息。基本内容包括核苷酸(基因组和 cDNA)和蛋白质水平的命名、基因名称、疾病、遗传模式、外显子、合子性及变异的分类和亲本来源。通过高通量测序检测孟德尔遗传病致病基因获得的大量序列变异信息,结合患儿的疾病的表型,分析大量的基因变异数据,得出最终的基因诊断结论。针对每一个序列变异,致病性判断参考美国医学遗传学与基因组学学会联合分子病理学学会发布的基因变异的解读标准及指导原则,变异分为:已知致病突变(pathogenic),疑似致病突变(likely pathogenic),临床意义未明突变(VUS),疑似良性突变(likely benign),良性突变(benign)。基因变异采用 HGVS 命名(the Human Genome Variation Society),提供每个基因的一个参考转录本,核苷酸(基因组和 cDNA)和蛋白质水平的命名("g"为基因组序列,"c"为编码 DNA 序列,"p"为蛋白质,"m"为线粒体)。变异杂合性包括 Het(杂合子)、Hom(纯合子)和 Hemi(半合子)。"核心家系"检测(即母亲、父亲、患病儿童)中会提供致病变异的亲本来源信息。

判断一个位点是否致病的证据会在结果解读部分提供,以帮助理解检测到的变异是如何被分类的。包括变异是否已经在先前的文献、疾病病例或对照数据库中有过报道。检测所发现的变异是否可能全部或部分地解释患儿的临床表型。基因与疾病关系注释参考数据库:人类在线孟德尔遗传(Online Mendelian Inheritance in Man, OMIM)收录基因遗传和疾病表型信息,人类基因突变数据库(Human Gene Mutation Database, HGMD)收录了已发表在期刊文献中与人类遗传疾病相关的绝大多数基因变异信息。临床表型相关变异(Clinically Relevant Variants, ClinVar)数据库包含临床表型与遗传变异相关性信息,并对变异的临床相关性进行了评级。常用正常人群的参考序列数据库有1 000 Genomes,外显子组聚集联盟数据库(Exome Aggregation Consortium, ExAC),正常人外显子数据库 GnomAD(Genome Aggregation Database),基因组突变频率数据库和收录所有多态性位点等位基因频率的单核苷酸多态性数据库(Database of Single Nucleotide Polymorphism, dbSNP)。编码蛋白的功能影响预测的工具有 PolyPhen 2、SIFT 和 MutationTaster 等,以评估错义变异改变带来的影响。解读部分的附加信息可以包括对变异位点进行进化保守性分析的结果总结等。

　　此外,结果解读部分还包括对临床医师的建议,包括一些需补充的临床检测,如对患儿进行细胞酶学/功能的检测,以及对患儿家系其他成员进行的变异检测,以便为进一步解读变异检测结果提供支持。也将讨论疾病的外显率下降和表现度差异等。在报告结尾处列出对变异检测结果分类时所引用的全部参

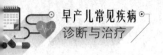

考文献和信息。

　　一般情况下,医师可在临床决策时采用致病性明确的分子检测信息,还需尽可能结合其他临床资料(例如,产前超声;产后的其他数据,如酶检测、体格检查,或影像学研究)。对可能致病变异,后续检测作为附加证据,将可能的致病性变异重新归类为致病变异。对于候选的致病变异可补充的表型信息包括亚临床症状,需要进一步完善相关的临床检测例如,一个在 SLC26A4基因(与 Pendred 综合征相关的基因)上有不确定变异的听力受损患儿,需要进行 CT 检查判断其有无颞骨异常。此外,当发现一个变异可能是新发变异,或者当一个变异在家系中与表型共分离,或者在隐性遗传致病基因中一个变异与另一个致病变异处于反式位置时,必须在其他家系成员中进行验证。意义不明确的变异不宜应用于临床决策。对于可能良性的变异,可以结合其他信息推断此变异不是该患儿致病的原因,例如,变异并不与家族中的某位患病成员共分离,而且也不太可能是复杂遗传模式。良性的变异不是该患儿致病原因。医师使用基因检测提供的证据来进行医疗管理决策需注意:目前变异分析是不完善的,报道的变异分类也并不是 100% 确定的,检测实验室会定期根据最新文献数据库信息对变异进行再分析评估。

　　对基因检测报告进行遗传咨询时,找出的致病位点如果通过 ACMG 指南综合判定为 Pathogenic(致病),且和临床表型非常符合时,可以建议根据检测结果进行下一胎的产前诊断,并将新发突变致病的可能性告知家属;除此之外的其他情况都应该慎重推荐产前诊断。比如,突变结果解释为致病但和临床表型不符合,或临床表型符合但突变结果被判定为 uncertain(不确定)等,上述情况下都不建议做下一胎的产前诊断,因为其中的不确定性可能会导致误诊风险。

遗传性疾病的基因检测中有结果未明问题是怎么回事?

　　遗传性疾病基因检测结果中,分析序列变异的临床意义并不是一个简单或直接的过程。以前报告的致病变异也未必是真正的致病性变异,因此变异的临床意义应基于最新的证据进行分析。一些以前分析过的变异在一段时间后或有新的证据出现后,需要重新进行分析,所以这也是一项持续性的工作。

　　研究者对测序变异的致病性变异分析指南制订了统一的原则,使得变异分析有规可循,但对原则的不同理解也仍然会导致不一致的结论。加上对疾病基因致病机制了解的还不够充分,同一基因会以不同的变异方式导致不同的疾病,共享人群数据库中缺乏足够的中国人的参照数据,这些都给我们分析变异的临床意义增加了难度。有时对一个变异的分析需要花不少时间查找阅读大量文献及数据库,有时即便如此也不一定能得出比较肯定的结论,致使目前很大部分的变异只能归类为临床意义不明。对于没有其他依据可循的变异,实验室有必要开展功能性研究,这是一个有待发展的重要方向。

　　迄今,已知超过 5 000 个基因被发现与人类疾病相关,任何

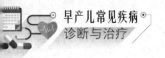

一个实验室都无法做到对所有基因有充分的了解,因此实验室间共享经验、共享变异分析的结果是非常必要的,这就催生了 ClinGen 的诞生。ClinGen 旨在通过专业实验室的合作,通过制订共识性原则、集中开发临床共享资源,达到共赢的目的,最终为患儿提供更有效的服务。

另一方面,临床表型信息的采集及标准化表达,医师收集完整、准确的临床表型信息是基因诊断的基础和出发点。例如临床外显子组或全外显子检测结果分析在很大程度上依靠对基因型—表型相关性的了解,因此全面准确地评估临床表型并用统一的标准术语描述记录尤为重要。通过从遗传疾病知识库,如在线人类孟德尔遗传数据库(Online Mendelian Inheritance in Man,OMIM)、Orphanet、Pubmed 等中搜寻基因与疾病、表型与基因的相关性,从而能够优先考虑和临床症状相关的基因的罕见功能性变异。为更好地描述临床表型,美国形态学要素协作组对体表畸形术语的标准化及含义作了定义,可以为临床医师描述畸形症状提供指导和依据。此外,国际人类表型标准用语联盟(Human Phenotype Ontology,HPO)也对人类疾病异常表型的标准化术语进行了规范化。目前 HPO 收录了 11 000 个和异常表型对应的词条,并提供了系统的分类管理。特别是对 OMIM、Orphanet 和 DECIPHER 中记录的 7 000 多种罕见病及 4 000 多种常见病提供了 HPO 的注释,中文版开放平台 CHPO 的建立将对中文使用者的临床和科研工作起到极大的推动作用。

早产儿的出院后随访管理

早产儿出院后随访管理目标是什么？

早产儿随访管理包括两个主要目标:通过随访帮助早产儿实现 NICU 照护到家庭养护的顺利过渡,指导家庭掌握出院后,特殊问题的识别和处理、监测慢性疾病,达到改善早产儿医疗结局的目的;通过系统、规范的生长发育监测,为父母提供以家庭为中心的早产儿照护和早期干预的培训支持,以达到改善早产儿近期、远期发育结局的目的。

早产儿出院后随访管理通常由谁来做？

美国、加拿大等国家在开展早产儿发育随访的过程中强调从发育支持性照护开始,并实施以社区为基础、家庭为中心、多学科协作、政府和社会组织共同参与的服务。如以早产、低体重等为主的个体化发展照护和评价项目(NIDCAP)涵盖床旁护理、家庭干预等内容,重点支持婴幼儿与照护者、医疗专业人员与家庭之间良好关系的建立。相关实践证明,在院内和院外的配合下,在多专业医师、护理人员的协同下,从 NICU 开始的随访管

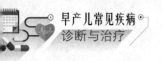

理和干预对早产儿、低出生体重儿的大脑发育和功能会产生积极影响。

在我国的医疗保健体系中，与早产儿出院后管理密切相关的专业涉及新生儿学、儿童保健暨发育行为儿科学、神经学、康复医学等，因此，为了尽可能地减少早产新生儿出院后近期或远期发育障碍的可能，获得更好的生存质量，早产儿出院后的随访管理实施者，理应包括且不局限于这些专科的人员。以不同专业为基础组建多学科合作的团队（MDT），在早产儿随访管理的各环节中密切配合，能充分发挥各专业所长。

早产儿出院后疾病转归，需新生儿科医师对其进行密切监测；早产儿、低出生体重儿实现适度的追赶生长，需新生儿、儿童保健暨发育行为医师基于其出生、疾病、出院后的喂养方式等，进行综合评估，以确定最佳营养策略；神经精神发育监测和干预，可由儿童保健暨发育行为儿科专业、康复专业医师依托各类神经精神发育评估技术和方法开展，以评估为依据，确定个体化的家庭早期干预方案，并在出现发育障碍时将早产儿适时转诊至康复机构。就更高层面而言，多学科合作的随访团队除医疗专业外，还应纳入护理团队、心理学家、营养师、社会工作者等，以期为早产儿家庭提供全范围的支持。

为何要强调早产儿出院后随访的多学科协作？

早产儿出院后面临多种影响发展的危险因素，在早产儿随访管理的过程中,学科合作的模式能助力早产儿全面发展。限于不同机构在机构职能、专科设置等方面的差异,多学科的随访,可以松散或紧密结合的形式开展,关注早产新生儿在生长发育过程中的疾病预后、喂养和营养、神经精神发育、早期干预的各个方面。

在整个0~3岁的发育关键期,多学科合作的模式能充分发挥专业所长,从不同侧重上积极促进NICU出院早产儿的追赶生长:早产儿出院后的疾病转归,需新生儿科医生跟踪和评估;新生儿、儿童保健专科共同开展营养监测与喂养干预,可确保合理的追赶生长,预防远期营养问题;早产儿在0~3岁的发育关键期,需要监测运动、语言、认知、心理行为发展,并预防性开展早期干预,在出现暂时性、轻度发育迟缓时,指导开展家庭康复,并在家庭康复效果不佳时尽早转介至康复科开展机构康复,这整个过程离不开儿童保健和康复专科的密切配合。

早产儿出院后随访的频率是怎样的?

早产儿的近期和远期发育面临的风险决定了随访管理的重点、节点、关键指标等都与常规儿童保健系统管理有所差异。早产儿的随访管理指南和其他相关的指南及规范均对早产、低出生体重等早产儿的出院后随访频率做出了建议,即:

1) 矫正1~6月龄每月随访1次;

2) 矫正7~12月龄每2个月随访1次;

3) 矫正13~24月龄内每3个月随访1次;

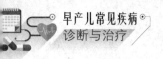
4) 矫正 24 月龄后,每 6 个月随访 1 次。

需要指出的是,如果早产儿连续 2 次生长发育评估结果异常,则需增加随访频率并提高危险度评级。

早产儿出院后随访涉及哪些方面?

监测疾病转归。对出生伴发疾病进行随访,并重点根据早产儿视网膜病变等相关指南,加强视力、听力相关疾病的筛查和预防。高危新生儿在住院期间主要在新生儿专科,出院后,新生儿专科医师主导疾病随访,有助于保持疾病治疗和预后监测的延续性、整体性。

体格发育监测和营养喂养指导。以早产儿宫内生长曲线(Fenton 曲线)、全国或地方 0～6 岁儿童生长发育标准和曲线为工具,早期识别和纠正早产儿营养不良等问题。

各次随访的神经精神发育监测和阶段性评估。采用 0～1 岁神经精神 20 项检查等工具,早期识别神经精神发育异常,并对轻度发育迟缓的早产儿,门诊予以家庭康复指导。除常规随访检查外,所有随访早产儿在首次随访、校正 3 月龄时进行 GMs 全身运动质量评估;发育筛查未见异常者,在矫正 6、12、24 月龄及实际年龄 36 月龄时采用诊断性发育量表评估。矫正 18、30 月龄时,增加语言和社会/情绪/适应性行为的标准化筛查。在整个随访过程中,如早产儿筛查或疑有其他心理行为异常,采用相应的量表进行筛查。

个体化早期干预。基于校正月龄给予常规干预，并根据随访监测给予重点干预；儿童保健科主导，康复科协作。常规干预包括：新生儿期强调婴幼儿抚触并引导父母培养良好亲子关系，对父母主动参与发育监测和干预的宣教，始终贯穿各次随访；矫正月龄满月后，在检查评估的基础上，围绕粗大运动和精细运动发展，示范主被动操、按摩等早期干预活动，以预防和纠正肌张力高、姿势异常等常见问题；围绕认知、语言、社交情绪发展，指导家庭改善环境、开展促进早期发展的游戏活动。

早产儿出院后疾病随访要关注哪些方面？

早产儿的随访管理关注体格和神经精神发育的全部方面，每次随访的内容须涵盖以下内容：出院后疾病随访和重点疾病防治。对出生伴发疾病进行随访，并重点根据相关指南加强视力、听力相关疾病的筛查和预防。早产儿、低出生体重儿出生后易发生多种并发症，如缺氧、黄疸、酸中毒、低碳酸血症、感染等，需机械通气或长时间在 NICU 中进行监护和治疗，故出院后应密切随访其疾病转归，并积极开展重点疾病的筛查和预防。

早产儿视网膜病变（ROP）多见于早产儿、低出生体重儿，是一种以视网膜血管异常增殖为特点的眼底疾病，目前仍是儿童致盲的主要原因之一，对家庭和社会造成沉重负担。《中国早产儿视网膜病变筛查指南》提出：对出生体重＜2 000 g 或出生孕周＜32 周的早产儿和低出生体重儿，及时的筛查和治疗对预防

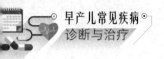

ROP 致盲至关重要。

听力障碍是新生儿最常见的出生缺陷之一,国外研究表明,先天性听力损失的发病率为 1‰～3‰,而高危新生儿听力损失的发病率更高,为 2%～4%。整个围产期至新生儿出生后,各种高危因素都可影响听觉神经系统的发育或者损伤听觉神经系统,如早产、低出生体重、新生儿缺氧缺血性脑病等,都是引起听力损失常见且重要的因素,因此,对早产儿应当加强听力障碍的防治和管理。

早产儿出院后体格发育方面要随访哪些内容?

早产、低体重等的生长发育轨迹,与正常足月儿相比存在差异。了解早产儿生命早期的生长发育规律,通过对这些增长轨迹的观察和研究,可以帮助医护工作者和家长开展适宜的日常照护,给予匹配的喂养指导和干预,尽可能降低早产、低出生体重、宫内发育迟缓等因素对儿童生长发育的影响。以早产儿宫内生长曲线(Fenton 曲线)、儿童生长发育标准和曲线为工具,长期、系统的开展早产儿的生长发育监测和营养管理,早期识别和纠正营养等问题,是早产儿出院后随访的重点之一。对于早产儿、低出生体重儿的营养管理目标是:促进适宜的追赶生长,预防各种营养素的缺乏或过剩,保证神经系统的良好结局,有利于远期健康。

早产儿出院后神经发育方面要随访哪些内容？

早产儿是发育迟缓的高危人群,在随访中开展神经精神筛查和阶段性评估,既是早期识别儿童发育迟缓或障碍的有效途径,也是制订个性化干预方案的依据。采用新生儿神经精神20项检查、"0～6岁儿童心理行为发育问题预警征象筛查表"等筛查工具,定期开展标准化发育筛查,有助于提高儿童发育迟缓、障碍的早期识别率。国外用于新生儿或婴儿的神经学评估方法较多,如Amiel-Tison神经评估(Amiel-Tison Neurologic Assessment, ATNAT)、全身运动质量评估(General Movements, GMs),婴儿运动表现测试(Test of Infant Motor Performance, TIMP)等。用于整个婴幼儿期的筛查或诊断性评估工具包括年龄和发育进程问卷(Ages & Stages Questionnaires, ASQ)、贝莉婴幼儿发育量表(BSID)等。此外,还有专门针对运动、语言或者认知等的量表。

我国的早产儿随访评估的常用方法包括:新生儿20项行为神经测查方法(Neonatal Behavioral Neurological Assessment, NBNA)该量表是鲍秀兰教授吸取Neonatal Behavioral Assessment Scales(Brazelton, 1961年)和Amiel-Tison Neurological Assessment at Term(Amiel-Tisson C, 1968年)量表,结合临床经验编制的,可观察0～1岁婴幼儿神经运动发育,早期发现原始反射或肌张力异常等,临床应用广泛,对于早产儿的预后预测有

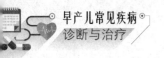

较好的特异性和敏感性。

GMs 全身运动质量评估作为一种可靠、敏感、无创、简易的评估新生儿和小婴儿神经运动行为的方法,对预测早产儿和窒息足月儿远期大运动发育结局的效果已得到国际研究的验证,近年来在中国逐渐推广并应用于早产儿脑瘫的超早期筛查,且对于脑瘫的预测具有较好的敏感度、特异度,相较于 MRI、头颅 B 超等其他方法,具有最佳的预测精度。儿童心理行为发育预警征象(WSCMBD)适用于基层使用,可简便、快捷的评估 0～3 岁儿童的心理行为发育状况,在《早产儿保健工作规范》中推荐作为发育监测工具。此外常用的儿童发育筛查量表还有 0～6 岁儿童智能发育筛查测验(DST)、丹佛发育筛查量表(DDST)等。

发育评估除筛查性评估外,对早产儿还应开展阶段性的全面评估。常用量表包括中国儿童发育量表(2016 儿心量表)、Gesell 发育诊断量表(Gesell Developmental Schedule, GDS)、贝利婴幼儿发展量表(BSID)等。此外,还包括各种个别化量表,分别评估认知、运动、语言等方面。

早产儿出院后随访的特殊检查有哪些?

早期正确使用辅助检查,有助于对早产儿脑损伤做出及时诊断,帮助临床调整相应治疗,为婴儿长期的神经预后提供相关的信息。目前,临床应用最多的神经影像诊断方法为头颅超声(US)、CT 和磁共振成像(MRI),这些影像学检查各有侧重点:在检查部位方面,US对脑中心部位结构的改变显示最佳,但US对直径<2 mm的极小病灶探查效果欠佳;而头颅MRI相对于US能更敏锐地发现神经传导束的病变且对于早产儿认知、行为能力等神经发育情况具有更好的预测;在检查时间节点方面,在出生后4～5天,US可检测到90％以上的早产儿脑室内出血(IVH),而对于囊性PVL和脑室增大,US需在足月时才能检测到;与US比较,早产儿在生后第1周进行MRI检查,则更易探查到白质损伤、出血性损伤及更多或广泛性囊腔损伤。

此外,头颅B超、MRI等影像学检测也有助于判断预后。新生儿颅脑超声对早期发现脑损伤有重要价值,对于脑损伤早产儿宜首选颅脑超声,并在生后尽早实施颅脑超声筛查,对≤34周的早产儿,应常规性筛查颅脑超声,有异常者应酌情复查,观察病变结局,结果异常者推荐头颅MRI检查。

什么是肌张力？

在早产儿随访检查过程中,很多家长都听到过"肌张力有点高""肌张力低"等说法。肌张力异常尤其是肌张力高,是很多早产或者受过脑损伤的宝宝,在某次或某几次随访中,检出的问题,对此,家长常常感到非常担心。要消除疑虑和担忧,首先要简单了解肌张力。肌张力是指被动拉长或牵拉肌肉时所遇到的阻力,或者说肌张力是指被动活动肢体/按压肌肉时,我

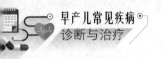

们所感觉到的阻力。对检查出有肌张力高的宝宝来说,父母会向医生反馈:在给宝宝做被动操时候,宝宝并没有紧张或者焦虑的状态,但就是故意"使坏",使劲和家长"顶"、故意不配合,等等。

正常肌张力是人体维持各种姿势和运动的基础,也就是说,肌张力每个人都会有,只是正常与否。月龄不同,肌张力会有不同,也会随着月龄的增长而发生变化。要判断肌张力高低,需在孩子清醒、自然、放松的状态下检查,可通过触摸孩子的关节活动度、肌肉的硬度、姿势的完成度来判断。一个 3 个月以上肌张力正常的婴儿,他会自然地躺着,并不断地运动四肢,不费力的对抗重力,保持一定的体位和姿势。在孩子一岁前,如果存在肌张力异常,就能有明显表现。

什么是早产儿的个体化早期干预?

社会经济水平的发展使得家庭在养育孩子上的经济条件也相对改善,对儿童发育所需的营养等支持条件亦有了明显的提高,这些是促使早产儿发挥生长潜能,在出生后体格发育尽快赶上正常足月新生儿的有利条件,而早期综合干预对进一步促进早产儿体格发育会起到有力的推动。

早期干预是为 0～5 岁儿童提供的多学科的服务,以促进儿童的健康和发展,减少发育障碍,促进儿童健康和发展,最大限度地减轻已有、减少可能出现的发育障碍,预防功能退化,促进适应性养育和改善家庭整体功能。其内涵可以从两个方面来理解，即在生命早期开始的干预，或在(异常)状态发生初始时开始的干预。

早产儿早期综合干预是根据婴幼儿生长发育和智力发育规律，通过有针对性的营养和喂养指导，开展有组织、有目的、具有丰富环境刺激的教育活动(如全身按摩、被动操、主动运动训练等)促进早产儿发挥潜能，这是改善预后、减少伤残率、提高患儿生存质量的有效手段。不论是多年的随访干预研究，还是大规模多中心随访研究，都表明早期综合干预具有改善早产儿各年龄阶段认知功能、学习能力的效果，干预对早产儿的智商结果有明显影响。

对早产儿出院后随访，应在各次随访中，基于校正月龄给予常规干预，并根据随访监测给予重点干预。常规干预包括但不限于新生儿期强调婴幼儿抚触并引导父母培养良好亲子关系，对父母主动参与发育监测和干预的宣教，始终贯穿各次随访；校正月龄满月后，在检查评估的基础上，围绕粗大运动和精细运动发展，示范主被动操、按摩等早期干预活动，以预防和纠正早产儿肌张力高、姿势异常等常见问题；围绕认知、语言、社交情绪发展等指导家庭改善环境、开展促进早期发展的游戏活动。

为何要开展早产儿的神经精神发育监测？

儿童发育障碍的病因总体上分为两大类：一类为生物医学

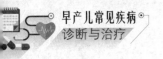

因素,约占90％;一类为社会心理化因素,约占10％;生物医学因素包括遗传学因素、病毒与免疫学因素、神经生化与神经内分泌因素、脑结构与脑电生理学因素和围生期因素等。

早产儿是发育迟缓的高危人群,生物因素和环境因素都会直接或间接影响早产儿的基本发育水平,而这些基本的发育水平,将是儿童期乃至成年期智力发展的坚实基础。早期识别早产儿的发育和行为问题,可以为早期个体化干预提供机会,从而最大程度地发挥早产儿在0～3岁这一大脑发育关键期的潜能,减少发育或行为障碍的发生。因此,对于早产儿的管理,必须重视发育的评估和监测,并将其纳入系统的早产儿管理中。

早产儿的神经精神发育监测,属于儿童发育监测的框架之下。脑和中枢神经系统的生长发育称为精神运动发育,通常分为4个能区:粗大运动和精细运动技能、言语和语言、生活自理及社交活动、适应性与认知发展。发育监测就是针对儿童发育的主要能区开展程序化的观察和记录,能灵活而又纵向地观察儿童发育状况,反映儿童成长中各项能力发展的动态变化。发育监测应当是弹性的、纵向的、连续的、累积发展的过程,以达到以下目的:评估健康儿童的体格、营养、行为、心理健康状况及生活方式的有效水平;评估儿童疾病状态下认知、行为、社会、情感等表现及对发育的影响;评估环境因素(社会、学校、家庭)对增进健康和防治行为心理疾病的影响;评估疾病康复过程中各种治疗方法的效果及其与心理社会因素的相互作用;观察个体对各种应激事件心身反应的性质和程度等目的。

早产儿的发育筛查是指什么？

发育筛查是指基于儿童各方面能力的发展进程（developmental milestone），参照相对公认的标准，采用简便、有效、标准化筛查工具，将个体儿童发育状况与同年龄儿童发育水平进行比对的过程，以便快速识别发育延迟或障碍的预警征象，筛选儿童是否存在发育迟缓、障碍或发育性疾病，筛选需要进行复杂或综合评估的儿童，早期开展干预和治疗，促进儿童早期发育并减少残疾率。

发育筛查是单次的检查，只反映儿童目前的发育水平，与智商（Intelligence Quotient，IQ）无密切、直接的关系，不论发育筛查的方法如何，结果通常分为3类：正常，即被试儿童的发育水平与同龄儿发育相同；可疑，即发育筛查中有个别项目未通过；异常，即与同龄儿发育水平比较，相差悬殊。

发育筛查的方法包括非常规筛查和常规筛查。前者主要依赖与父母交谈获取相关信息，所需时间和资料最少，但具有一定风险（如根据发育里程碑判断）；常规筛查则是采用标准化筛查工具对儿童发育进行评估。发育筛查工具的选择，应当考虑科学性和可行性，并根据筛查的目的，在敏感度和特异度之间找到平衡，同时还应当考虑筛查方案的时间和成本，总体而言，应当满足客观、数量化、全面系统、经济方便的要求。

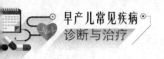

早产儿发育筛查的内容有哪些？

发育筛查是发育监测的重要内容，虽不能确定诊断，也不能制订治疗计划，但可发现儿童不同于该年龄常模的发育能区，并有助于对异常的儿童开展进一步进行诊断性检查、病因学诊断和治疗。开展发育筛查时，通常应采集以下 5 个儿童基本信息：关注父母对儿童发育的担忧；记录儿童出生后的发育史；准确观察儿童；了解儿童发育的高危因素和保护因素；记录发育进程及其预警征象。

在描述发育筛查结果时，必须注意以下三种情况：发育延迟(Developmental Delay)：即发育多区域中有 1 个或 1 个以上区域显著落后，有些儿童甚至出现所有发育区域均显著落后；发育分离(Developmental Dissociation)：即发育的两个区域在发育速率上出现差异，其中 1 个区域有明显延迟；发育偏离(Developmental Deviancy/Deviation)：即发育的某一区域发展顺序异乎寻常，有的出现倒退，有的出现难的项目先于容易的项目发育。

早产儿发育筛查的程序是怎样的？

美国儿科学会发育行为儿科学组(Section on Developmental Behavioral Pediatrics)，Bright Futures 委员会、美国残疾儿童委员会(Council on Child with Disability)共同发表了"婴幼儿发育

监测和筛查"的政策性陈述,提出在常规的儿童保健体检中应当采用有效且标准化的工具,对儿童进行发育筛查,以提高对具有发育迟缓风险儿童的早期识别率,并推荐:至少要在 9 月龄(重点是大动作)、18 月龄(重点是沟通)、24 月龄(重点是认知)、30 月龄的儿童常规的实施发育筛查,筛查异常儿童还需要接受进一步发育和医学评估/诊断/治疗和早期发育干预。2006 年美国儿科学会对婴幼儿发育监测和筛查的内容进行了更新,并提供了实施路径,推荐每一次儿童保健常规体检时应进行发育监测,发现的任何可疑或异常均应进一步鉴别;建议在 9、18 和 30 月龄的常规体检时应进行标准化发育筛查,并建议从 18 个月开始使用结构化发育筛查。

英国健康儿童计划(Health Child Program me, HCP)要求为每个孩子提供定期的发育监测,监测的重点是 1 岁,以及 2~2 岁半的发育监测,监测的内容和方法视各地区情况而定。加拿大发育筛查指南中,医师对规范化筛查评估工具的使用较少,医师更多地依靠发育里程碑对儿童发育水平做出判断,但推荐在 18 月龄的随访中,当发育里程碑出现危险信号时,进一步使用筛查工具(年龄和发育进程问卷)增加筛查的灵敏度和特异度,并在 18~24 月龄,进行孤独症的筛查。

2013 年,国家卫生和计划生育委员会制订并发布了《全国儿童保健技术规范》,其中的《儿童心理保健技术规范》对儿童健康管理中的发育监测和筛查进行了规定:在儿童常规健康检查时结合家长需要,采用生长发育监测图或预警征象或标准化的发育筛查量表对儿童实施发育监测;筛查结果阳性者,应转诊至上级保健机构或医疗机构专科,并进行随访、记录;根据个体化原

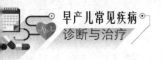
则,给予心理行为发育的预见性指导。

早产儿的发育筛查工具有哪些?

新生儿 20 项行为神经测查方法(Neonatal Behavioral Neurological Assessment, NBNA)适用于足月新生儿,早产儿需等胎龄满 40 周后测查。NBNA 的内容包括新生儿行为能力共 6 项,被动肌张力 4 项,主动肌张力 4 项,原始反射 3 项,一般评价 3 项。NBNA 的特点是操作简单,无创伤,测查可在产科、新生儿科、儿童保健科进行。

儿童心理行为发育预警征象筛查问卷(Warning Sign for Children Mental and Behavioral Development, WSCMBD)适用于 0～6 岁儿童,每一年龄段由 4 个项目组成。检查相应年龄阶段有无预警征象。若在某个年龄阶段存在任何一项阳性,则提示有发育偏异的可能。该问卷灵敏度 86.3%～98.6%,特异度 91.8%～100%。其特点为操作方法快速、简单、方便,多数项目可以通过询问完成,适用于社区及儿科临床,对筛查阳性者可转上一级医疗机构进一步检查。目前在我国 2017 年发布的早产儿出院后管理规范中推荐使用。

此外,我国常用的儿童发育筛查量表还有 0～6 岁儿童智能发育筛查测验(DST)、丹佛发育筛查量表(DDST)、0～6 岁儿童发育筛查父母问卷、瑞文智力测验、绘人试验和学龄前儿童 50 项智能筛查量表等。

在关注儿童各阶段的发育时,可结合脑发育的特点,对 1 岁内儿童的发育筛查重点是在排除视力和听力损害,并在此基础上侧重运动尤其是粗大运动的发育,2 岁的针对运动协调性和语言发展,3 岁主要针对语言感受和语言表达及交流。但由于早产儿具有较多的导致发育迟缓的生物学因素,因此在婴幼儿期的各阶段,仍应全面的重视神经精神发育的各个方面。

早产儿的发育诊断是指什么?

单次的筛查,只能反映早产儿当下的发育水平,并不能反映日后发育的状况,必须连续性的开展监测,因此,发育筛查应当贯穿在系统管理中,执行于每一次的随访中。当监测和筛查发现异常,应作进一步的诊断性发育评估,或及时转诊至上级妇幼保健机构或三级医院的专科,接受进一步诊断。发育诊断是根据筛查、监测的结果或临床印象,对儿童 1 个或多个能区进行深入评估以确定病理或发育异常的类型和程度,并确定是否需要接受干预。

发育诊断通常在发育筛查的基础上进一步开展,临床应用主要包括:评价婴幼儿社会—心理发育是否正常、是否有智能发育迟缓及其程度。各个主要发育能区中,有 2 个及以上(典型病例所有能区都受累)落后达到量表的发育定性诊断标准,考虑是全面发育迟缓(GDD)(5 岁以下)或精神发育迟缓(MR)(5 岁以上)。如果发育落后仅限于单个能区(如大运动或言语、语言),

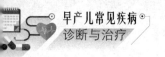

那么相应能区发育迟缓诊断成立。

发育诊断可判断某些患有神经系统疾病或异常出生史(如早产)的婴幼儿是否伴有社会心理发育异常,并协助临床疾病诊断及病理、病因分析。如若除运动发育迟缓外,伴有明显痉挛性运动障碍,伴或不伴认知和语言的缺陷,脑性瘫痪诊断成立。如果在社交和(或)语言技能明显发育迟缓,考虑孤独症谱系障碍。根据迟缓的分型,结合实验室检查及影像学检查,还有助于疾病的病因及病理分析。

发育诊断还可在疾病治疗或随访过程中进行前后对比,判断治疗是否有效,以及指导制订干预计划:理论上讲,诊断量表有指导制订干预计划、检验干预效果的功能。根据相应量表的定量标准,进行分度;然后根据定性定量的结果与当地的政策(如残障人政策)或服务资源(如家庭经济承受能力及区域特殊教育或康复机构的资源)对比,确定是否需要或有接受干预的资格及接受哪些能区的干预。

发育筛查和发育诊断的重要意义还表现在:在儿童发育问题加重之前,为医师和照看人提供可靠信息,以制订适宜的干预计划;通过后期评估与早期评估的对比,帮助医师随访和监测儿童个体发育轨迹。

早产儿随访中常用的诊断性发育量表有哪些?

中国儿童发育量表。是我国唯一自主研发的发育诊断量表、是原"儿心量表"的修订版。原量表是 1980 年由首都儿科研究所和中国科学院心理研究所编制,由大运动、精细运动、适应能力、语言和社交行为 5 个能区组成,简称为儿心量表,在国内被广泛应用。2016 年完成了再标准化修订,并更名为中国儿童发育量表即 2016 儿心量表。新标化量表的信度为 0.850～0.954,效度为 0.78,适用于 0～7 岁儿童,特点是操作简单、方便、无创伤,具有评估发育水平,早期甄别发育偏离、延迟以及发育不均衡的功能,适合于县以上医院经过培训的人员使用。

Gesell 发育诊断量表是由 Knobloch 和 Pasamanick 于 1974 年发行的,20 世纪 80 年代由北京智能发育协作组对≤3 岁部分进行了翻译修订,1990—1992 年由北京市儿童保健所完成了国内的标准化修订,适用于评估诊断 0～6 岁儿童发育水平,在临床实践中取得了良好的应用效果。1987 年由中国残疾人联合会确定为全国 0～3 岁儿童智力残疾诊断工具。该量表内容包括 5 个能区,即适应性行为、大运动行为、精细动作行为、语言行为、个人—社交行为 5 部分。该量表诊断价值较高,具有客观性和有效性,且操作简单、方便、无创伤。

Griffith 精神神经心理发育评估量表(Griffith Mental Development Scales)该量表是 Griffith 于 1970 年发行的,后经过了数次修订。王慧琴等于 2001—2007 年对 1984 年的英文版本进行了翻译、修订、回译及文化适应性修订,于 2011 年建立了 0～3 岁年龄段的中国常模,用于评估 0～8 岁儿童发育状况,特别适用于有听力语言发育障碍的婴幼儿。其他诊断性发育量表还有:0～3 岁婴幼儿发育量表(CDCC)、贝利婴幼儿发展量表(BSID)、

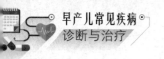

中国儿童发展量表(3~6岁)、麦卡锡儿童智力量表(MSCA)、发育异常评定量表(DAS)、韦氏智力测查量表(WPPSI、WISC)等。

早产儿还可以做哪些个别化的发育筛查？

随着儿童保健临床的纵深发展,儿童发育筛查开始在针对各发育能区全面评估的基础上,更加细化到特殊能力的发育评估,并在早产儿发育监测中加以应用。

全身运动质量评估(GMs)质量评估是近几年发展出的评估方法,作为一种可靠、敏感、无创、简易的评估新生儿和小婴儿神经运动行为的方法,对预测早产儿和窒息足月儿远期大运动发育结局的效果已得到国际研究的验证,近年来在中国逐渐推广并应用于脑瘫的超早期筛查。

Alberta 婴儿运动量表(Alberta Infant Motor Scale, AIMS)适用于 0~18 个月从出生到独立行走这段时期的婴儿。AIMS 分为俯卧位、仰卧位、坐位及站立位 4 个亚单元,不仅评估运动技能是否获得,而且对每一项技能从负重、姿势及抗重力运动这三方面特征进行分析和评估,从而可以尽早识别出运动发育不成熟或异常运动模式的婴儿,为治疗师提示治疗的目标。

Peabody 运动发育量表用于 0~6 岁儿童,包含粗大和精细运动两个分量表,共 6 个分测验,对运动能力有更细致的分类,对各种残疾儿童评定也有更细致的指导。各项按 0、1、2 分评分,结合了定性与定量评分方法,可以更灵敏地反映训练效果。特别是有配套的家庭化训练方案,适合于临床指导训练。

婴儿运动表现测试(TIMP)是美国近年来研发的一种评估量表,用于对婴儿功能性运动行为的测试,可以早期识别胎龄32周到纠正胎龄4月龄婴儿的运动发育异常。对于提供给特殊保健机构的高风险婴儿的物理治疗,或给早产儿出院后提供的家庭锻炼项目所造成的影响很敏感,能够反映照顾者在日常生活互动中对于婴儿运动的发展促进效果。TIMP是一种新的运动评估方法,至今已出版第5版。由于良好的评估效果和适用于早产儿的独特性,已逐渐在美国各州以及其他一些国家推广。

语言能力类评定量表如早期语言发育进程量表、S-S语言发育迟缓评价法等。此外,国内也已开展了特定神经发育障碍的筛查,如采用M-CHAT-R改良版幼儿孤独症筛查量表以及CHAT-23幼儿孤独症量表开展孤独症的筛查;使用SNAP-Ⅳ评定量表对注意缺陷多动障碍类儿童的评定等。具体可参考相关书籍。

家长如何早期识别脑瘫？

脑瘫是脑性瘫痪(Cerebral Palsy, CP)的简称,这是指出生前到生后1个月内由于各种原因所致的非进行性脑损伤,临床主要表现为中枢性运动障碍和姿势异常。这种病在发达国家发病率约为1‰～4‰,我国约2‰(儿科学第七版)。作为一种儿科最常见的运动障碍性疾病,脑瘫发现越早,通过干预实现功能修复

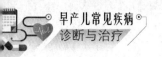

的效果就越好。那如何早期识别脑瘫患儿呢?

首先要知道,虽然脑瘫的发病确切机制目前尚未完全阐明,但已经明确:脑瘫是多因素作用的结果,早产、新生儿窒息、缺血缺氧性脑病、高胆红素脑病、孕期感染等诸多因素都与脑瘫密切相关。如果宝宝在出生前后具有这些高危因素,家长就要密切关注宝宝出生后每个月的生长发育状况了。

脑瘫的早期表现可能并不典型,但在新生儿和婴儿早期,仍能观察到一些异常信号。在养育方面,宝宝可能会不明原因的持续哭闹、也可能过分安静,哭声微弱;由于肌张力障碍,宝宝可能因吸吮无力、吞咽困难导致口腔闭合困难以及流口水,哺喂困难和体重增加不良。在反应性方面,宝宝可能表现的易激惹、易烦躁、对外界刺激敏感,或者过分安静,主动运动少。在视听觉方面,对声音追听差,对玩具追视差。在运动方面,肌张力低下的宝宝,可能自发运动减少,抱在手里有面团或面条样的下坠感,而肌张力高的宝宝,可能会身体发硬,双手内收,双拳紧握、头颈后仰、经常"打挺"等。宝宝再大一些,常出现大运动发育明显落后,动作僵硬且不协调的表现,例如3~4个月俯卧位仍不能竖头或抬头不稳,10~12月龄扶站时常无法站立、足尖着地或两腿过于挺直、交叉,无法行走、无法支撑站立,流口水仍然严重等。

需要提醒的是,这些异常表现是提醒家长要早期就诊的信号,但爸爸妈妈不应拿上面的某个异常表现跟自己的宝宝对号入座,自己判断宝宝是否存在发育障碍。脑瘫的诊断是个非常谨慎的过程,医生通常是采用神经运动评估工具和技术,并根据患儿日常生活能力、运动能力、语言发育、社交情绪状况等诸多表现来综合评分和判断的。当具有高危因素的宝宝出现令人担心的异常行为表现时，正确做法是尽早就诊，请医生来判断是否存在神经精神发育障碍。

早产儿的早期干预是什么？

随着社会经济水平的发展，家庭在养育孩子上的经济条件也相对改善，对早产儿的营养等支持条件亦有了明显的提高，这些是促使早产儿发挥生长潜能，在出生后体格发育尽快赶上正常足月产儿的有利条件，早期干预对促进婴儿体格发育则会起到更进一步的推动作用，这已得到国内外学者的认可。围绕早期干预对改善早产儿认知、运动发育效果的系统综述表明：在神经精神发育方面，早期干预有助于早产儿神经系统功能修复。国外学者开展的实证研究也都提示，早期干预在短时期内对促进早产儿语言、认知、行为及社会交往能力的发展有积极作用，因而能有效预防早产儿脑发育不全所产生的不良结局。

大脑科学研究证明，早期良好的育儿刺激对脑的结构和功能发育均具有重要影响，其影响可持续终身。0～3岁以内是儿童中枢神经系统发育最迅速、可塑性最强、代偿能力最好的脑发育关键期。早产儿的早期干预，就是根据婴幼儿智力发育规律，通过有组织有目的的丰富环境的教育活动，如全身按摩、被动操、主动运动训练等，促进早产儿发挥潜能，是改善预后、减少伤

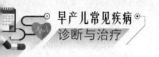

残率、提高患儿生存质量的有效手段。

　　早期干预效果受多种影响因素影响：就干预方案本身而言，干预开始时间显著影响干预效果和早产儿发育结局。早期干预开始越早、效果越明显，0～3岁是早期干预效果最佳的时期，到5岁时效果则不明显了。干预持续时间、干预类型和频率，也影响着干预效果。

为何要重视家庭在早产儿早期干预中的作用？

　　早产儿随访是长期、复杂、细致的过程，医生和家长都是主导者，医生通过设置系统的随访程序来监测发育水平、早期识别发育迟缓，指导家长开展干预。但依从随访、接受监测，实施干预并确保完成质量的关键，是早产儿家长而非早产儿自身。早产儿父母对早产儿能否及时、有效利用出院后的保健服务起着关键作用，他们对服务的反馈，非常有助于医生和研究者们确定最佳的干预策略、选择合适的服务模式，从而提高父母在服务利用过程中的依从性。

　　0～3岁婴幼儿选择有益于自身健康和发展之生活方式的能力，极为有限，在婴幼儿阶段的主要生活环境是家庭，因此家庭抚养方式及环境，对所有儿童的早期的发育都至关重要，将针对性的干预活动融入实际生活，有助于高危儿各种技能更好地发育。正因为如此，父母教育（Parent Education）这个干预手段，尽管其实施的方式、频率等有诸多不同，但却是国外诸多早期干预项目中,唯一被纳入所有干预方案中的要素。围绕早产儿早期干预项目成功要素进行的系统综述表明:早产儿早期干预项目产生积极的、有临床意义的效果,除治疗性发育干预(如物理治疗、作业训练)外,重要因素还包括社会心理学支持(如提供信息、反馈)和父母教育(如心理支持、健康教育),而后者(即父母教育)是早期干预项目中最重要且易被忽视的基础。

发育迟缓早产儿的家庭康复

○━━━C ## 发育迟缓早产儿为何要开展家庭康复？

发育迟缓早产儿在胎儿期、分娩期、新生儿期都有许多的高危因素，许多重要的脏器在发育过程中都受到了损伤，不仅运动方面有许多的异常，而且患儿手功能以及言语功能都会受到一定的影响，甚至一些患儿的智力也会出现落后或低下。因此我们需要时刻关注早产儿的情况，定期随访，早诊断、早治疗，而家长在康复过程中扮演着十分重要的角色。对于患儿来说，康复机构的训练虽然是专业化训练，但是训练的时长和频率有限，不可能作为长期康复的主要目标场所，早产儿情况多变，治疗师和老师都无法全天观察患儿的变化，而且从出生开始，患儿的一系列活动都是在家中完成，家长在这一过程中显得尤为重要。

总而言之，家庭康复不容小觑，总结为以下几点：家长才是患儿最好的老师；家庭康复才是真正不限时间和场地的个体化训练；家庭康复方式灵活；家长对孩子的了解和亲疏关系更容易获得患儿配合；家庭康复是对机构康复的不断巩固强化训练；预防病情的反复或加重从及早家庭康复开始；家庭康复保证了患儿的长期康复、终生康复。

发育迟缓早产儿家长应该做些什么？

很多家长虽然积极寻求患儿的康复治疗，但是却总是一筹莫展，想为孩子的康复出一份力却往往力不从心，盲目不清楚自己的定位，对患儿的康复不仅没有帮助，反而可能会影响患儿的康复疗效。作为早产儿的家长，如何帮助治疗师以及老师更好地了解患儿整体情况，参与患儿的个体化训练，也是家长应该去做好的事情。

及时就医。有高危因素的患儿，尤其是一些早产或者低体重患儿，甚至是有一些新生儿病理性黄疸等疾病者，一定要及时去寻求专业医师的检查和诊断，当孩子出现一些异常姿势、情绪行为问题、语言认知发育落后的情况，一定要及时去向专业人员咨询，以免错过了最佳的康复时机。

配合问诊。家长在医师进行问诊的时候应详细而客观地提供医师可参考的线索，患儿的任何异常表现，甚至不良的生活习惯和兴趣爱好都要说明，不能因为羞耻、包庇而不说，母亲怀孕期间的情况也应该详尽地说明。

及时沟通。作为早产儿的家长，如果从一开始家长就参与到患儿治疗中，及时地做好和医师、治疗师的沟通工作，将自己的想法和困难与老师沟通探讨，那么对患儿后期的康复治疗和预后都是十分有帮助的。另外，只有及时沟通，对患儿的具体病情有一个持续的了解和关注，才能有助于治疗师更快更好地找

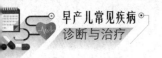
到问题的关键点，及时对症个体化治疗。

家庭康复。发育迟缓的早产儿需要注重家庭康复以及护理，康复最终的目标是回归社会、更好地去生活，所以早产儿的父母必需要掌握患儿的家庭康复，知道如何进行患儿的喂养、抱姿、抬头、翻身、坐、爬、走的训练，以及患儿的一些言语认知训练，和患儿的日常生活密切结合，帮助患儿更好地回归生活。

妈妈日记。对于患儿来说，妈妈是与其接触最亲密的人，平时要多观察患儿的一举一动，不论患儿有何种异常或是进步，妈妈都需要及时地进行记录。一方面，对于长期的康复来说，记录的方法可以更加清晰地掌握患儿进步情况，更容易坚持下去。另一方面，观察记录可以作为治疗师训练成效的一个依据，对接下来的康复训练目标的制订也会有一定的参考价值。

定期检查。对于早产儿家长来说，定期的随访筛查是十分必要的，一般宝宝出生后 6 个月以内每个月检查一次，6～12 个月每 2 个月检查一次，1 岁以后每 6 个月检查一次。

如何进行发育迟缓早产儿家庭康复训练？

专业机构康复、特殊教育与家庭康复相结合的综合康复模式被认为是世界上最有效、易行的儿童康复方式，正受到越来越多的重视。在机构康复中，家长的期望往往不被重视，而在实际的康复计划和训练中没有考虑进去，训练时间也十分有限，而家庭康复相比之下显得十分灵活,对于发育迟缓的早产儿来说,家庭康复尤其有助于患儿的康复管理,在患儿的日常生活中扮演着越来越重要的角色。对神经发育严重偏离的早产儿,需及时至正规的康复机构治疗,并与家庭训练相结合,包括运动功能训练、传统按摩治疗、认知能力训练、语言训练、感觉统合训练、社交能力训练、营养神经药物治疗、理疗等。

感知觉训练。很多早产儿其实属于健康早产儿,但也有一些发育迟缓早产儿本身属于发育临界患儿,一些适当的视、听和皮肤触觉训练、婴儿操以及抚触按摩对婴幼儿的脑功能、神经肌肉功能的恢复都很有帮助。

视觉训练。家长将彩色玩具(彩带、彩球等)在宝宝眼前20 cm移动,促使宝宝跟随玩具追视以及转头能力,也可以在日常生活中让宝宝多看妈妈的脸,在喂奶或者抱宝宝的时候都是很好的时机。

听觉训练。家长将一些有声音的玩具放在宝宝的身体两侧,轻轻地摇动让宝宝寻找发声的方向,促使宝宝的听觉反应,进一步锻炼宝宝的转头能力。也可以通过给宝宝不停地讲话、给宝宝唱歌、放音乐等进行听觉刺激训练。

触觉训练。用各种材质的物品,比如毛巾、毛绒玩具、皮球、积木等让婴儿去触摸,进一步可进行抓握锻炼,让患儿在游戏的过程中提升主动抓握意识,或者家长可以多变换抱姿。

手眼协调训练。家长可以拿一些大小和颜色不一的套圈,让患儿进行一些对应的简单操作和匹配训练,也可以给患儿做一些串珠子的活动,从而锻炼患儿的手眼协调能力,在活动的过

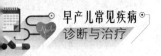
程中要注意患儿的姿势控制,头部及身体保持端正的位置,双手在体前正中线上,另外家长在平时的生活中要留心患儿此能力的应用。

前庭功能训练。家长于家中宽敞的领域进行患儿的前庭能力训练,可以在大球如瑜伽球上进行俯卧及仰卧位颠滚,然后让患儿在放松的状态下仰卧在球上,让球进行各个方向的滚动,上下左右顺时针逆时针转一转,刺激患儿的各个位置的敏感性,当然也可以通过蹦、颠球刺激前庭平衡觉及本体觉,让患儿有保护性伸展反应的动作,而且还能够安抚患儿的情绪。当然,家长有条件的话也可以给宝宝进行一些摇晃床的训练,对宝宝的前庭运动刺激很有帮助。

如何制订发育迟缓早产儿的家庭康复计划?

我们常说康复评估贯穿康复治疗的整个过程,患儿的康复训练始于评估、终于评估,发育迟缓早产儿的家庭康复同样如此,在制订患儿的家庭训练计划之前,我们要对患儿进行整体的康复评估,对患儿的粗大运动、精细运动、语言、认知能力等进行评定。

根据患儿的病情、并发症以及损伤类型进行区分,记录患儿目前的功能水平,在此基础上预估患儿将要达到的水平,以此进行家庭康复训练目标以及训练计划的制订,还要注意患儿的个体差异性,对于患儿的特殊情况,例如患儿特殊的兴趣爱好、作息习惯等做出针对性调整方案。

患儿家庭康复和机构康复是密不可分、相辅相成的,因此患儿的康复治疗师和患儿家长要经常进行沟通,对于患儿目前阶段的康复训练目标方向大致相同,统一患儿的康复训练计划,对于家长的一些家庭训练计划,治疗师可以进行专业性的指导纠正,并且对家长的工作进行正面的反馈,激励家长将家庭康复长期坚持下去。

家长在家庭对患儿进行康复训练也要注意技术的应用,要以促进患儿正常的运动发育,抑制患儿的异常体位姿势为原则,不断地给患儿一些支持,但是支持的时间和范围可以逐渐减少。

患儿的家庭康复过程中我们始终强调要和日常生活结合起来,一方面患儿的所有的康复训练最终都是为了患儿能够更好地生活,另一方面家长在家庭训练中的训练场景和日常生活不断交叉重合,家长利用生活场景寻找最佳训练时机,运用康复治疗师的指导技术,不断给患儿进行强化训练,让患儿有更好可以得到训练的机会。

患儿康复训练计划并不是一成不变的,通过一段时间的训练,患儿的功能可能会得到一定的提高,这时候我们就要再次进行康复评定,尤其是三个月一个疗程结束后,务必对患儿进行阶段性的测评,在此基础上重新进行家庭训练计划的修订,使得此康复方案适合患儿的实际情况。

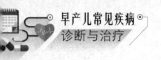
○━━○ 家长的态度对发育迟缓早产儿的预后有什么影响?

每个家长都希望自己生下来的宝宝是健康、聪明、茁壮成长的,如果宝宝诊断为发育迟缓,甚至是脑瘫,家长大多会难以接受,从一开始的否认、愤怒、焦虑、拒绝、无法接受,到后来的失落、失望、抑郁,慢慢接受,从而寻求康复医师以及康复治疗师的帮助,这期间父母的情绪和行为显得至关重要。也许就是父母的一次次态度的消极,行动的拖延让患儿一点点错过了最佳的治疗时机。

在临床,我们常常说,家长好,孩子才会好。当我们面对一个发育迟缓的宝宝,家长一定要有一个积极乐观的心态,正确地去面对我们的早产儿宝宝,及时地去寻求正规的康复治疗,同时也要注重患儿的家庭康复。发育迟缓患儿的康复治疗是一个多学科、多领域、共同参与、协同合作的过程,不仅需要康复医师、康复治疗师、康复护士等的协作,更需要家长的密切配合,这样才能让患儿早日达到康复的目标。对于发育迟缓患儿的家长,如果您有以下符合的情况,请及时纠正以免对患儿的预后造成影响。

1. 一味地逃避和自责,消极的心理情绪反应时间过长,完全不和专业的医师及治疗师沟通。

2. 一味地质疑康复医师的诊断,逃避家长应该承担的责任和义务。

3. 对于患儿怀有歧视等不良态度,对患儿没有耐心,责备患儿。

4. 对患儿过于溺爱,害怕患儿哭,不正当介入影响患儿训练。

5. 听信网络或者他人传言,胡乱对患儿使用不正规的药物。

6. 与患儿其他家庭成员在患儿治疗上观点冲突,无法达成一致康复目标。

7. 过早放弃寻求康复治疗,不能持之以恒。

早产儿的家长教育包括哪些内容?

近年来,随着医疗水平的日益提高,早产儿救治率也逐渐上升,而这些早产患儿的生存质量却令人担忧。大脑的发育在婴幼儿时期是比较显著的,而且大脑可塑效果很好,干预的时机的早晚则决定了干预的效果好坏。早期干预一般指生后 6 个月内,超早期为生后 3 个月内,此时还没有形成一定的异常姿势,容易进行调整,对患儿的肢体挛缩、变形等继发性损伤可以有效地预防,从而降低脑瘫等的发生率。

健康教育是一种投资少、产出多、效果显著的一种干预模式,通过对脑瘫早产儿的家长进行系统的健康教育,可以让家长更早、更快、更多地对疾病了解,让家长知道如何从喂养、训练、认知及情感等多方面护理照顾患儿,使患儿得到多感官的刺激,从而能够全方面地发展。让家长知道疾病的转归,了解脑瘫早产儿的发展方向,从而让家长认识到康复的重要性,并能够持续地坚持科学正规的治疗。同时,通过对家长的健康教育,让家长能够从孩子的微小进步中,发现孩子身上蕴藏的潜能,从而树立

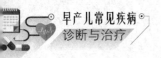
战胜疾病的信念。全程的系统的健康教育,教会家长一些简单易行的方法,充分发挥家长的作用,能让早产患儿得到最及时有效的干预。

早产儿康复教育的方式及内容

对家长进行心理疏导,让家长正确认识疾病,了解疾病的病因、症状、转归,摒弃以往对于脑瘫这个名词的错误认识,树立康复的信心,并积极配合医务人员的各项诊疗,抓住康复的关键期,患儿就能最大限度地得到功能上的恢复。

给家长发放康复知识手册,通过健康知识手册,让家长可以更方便更细致地了解孩子的疾病,从而更放心、更踏实地接受医院的治疗。

以"开家长会"的形式为家长介绍不同高危因素下患儿康复及护理要点,告诫家长切勿病急乱投医,也不要过分迁就患儿、溺爱患儿等。让家长了解不同类型患儿成长所需要的环境,并做好家庭环境的改造。如患儿在练习爬行时,我们可以在房屋的地上铺上泡沫垫,放上孩子喜欢的玩具等。使患儿通过家庭康复可以在功能、智力、心理等诸方面得到发展。

治疗师定期到病房对患儿家长进行床边康复指导,教会家长正确的抱姿,患儿的睡姿,正确的进食方法及如何为患儿选择食物等。

一对一指导患儿家长如粗大运动训练:教会家长训练患儿

抬头、翻身、坐、爬、站、走等的简单手法。精细运动中的伸手、抓握、抓捏及手眼协调的简单训练手法。感知觉训练:视觉、听觉、触觉、前庭觉训练等,并告知家长训练时的注意事项。

定期对患儿进行评估,通过评估可以更详细地了解患儿的治疗效果及进步情况,这不仅可以增强家长的信心,还可以根据患儿目前的情况,及时调整治疗计划以满足患儿的需要。

定期随诊,对出院患儿及门诊患儿,治疗师会定期通过电话的形式一方面及时了解患儿病情,熟知患儿在家的情况。另一方面可以知道家长的康复护理方法,及时纠正家长康复护理上不到位的地方,及时解答家长在家庭康复护理上的困惑。

早产儿家庭护理要注意哪些?

家庭护理,不仅加强了亲子之间的交流互动,而且能增加患儿的自主性,主动与人交往的能力,从而让患儿能够实现整体康复的目标。

一般日常生活护理包括患儿精神、营养、睡眠、饮食、消化状况等。家长需要掌握正确的抱姿、卧姿及正确的喂哺、洗浴方法。同时要注意在训练过程中,要尽量给患儿穿一些宽松舒适的衣物,防止局部摩擦、压迫。家长在生活中要加强随时随地对宝宝进行训练的意识,正确引导患儿,促进患儿的语言理解和表达,让患儿的身心发展得到提高。

先说一下新生儿的抱姿,面对宝宝肌张力较高的情况,家长

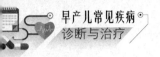

需要通过姿势及体位抑制其痉挛模式,使其呈仰卧位,以通过重力作用抑制其痉挛;对于一侧屈曲痉挛宝宝,可以先牵伸患侧躯干肌,再将患儿侧卧在妈妈的腿上,将躯干痉挛侧的身体朝下,通过重力的作用减轻躯干痉挛,该体位下,也可以促进患儿伸展肢体、翻身、抬头及躯干伸展;除此之外,在吃饭或游戏时,让患儿坐在地板上,用膝将患儿夹在两腿之间,控制中心关键点胸骨,可减轻患儿颈部紧张。而且,在妈妈抱患儿或者让患儿呈坐姿的时候,应该注意让患儿多做一些中线位的活动,比如双手合抱奶瓶、中线位玩玩具等,中线位活动有助于患儿的日常生活的进行,吃饭、穿衣、游戏等都离不开此位置的活动。

母乳是婴儿最适合的理想食物,尤其是早产儿及小胎龄儿。母乳不仅还有许多抗感染成分以及许多免疫成分,还能为婴儿的生长提供发育必需的营养物质,比如蛋白质、维生素等。而且,母乳温度适宜,可以随时随地给婴儿输送养分,还能有效地增强母子感情,促进亲子关系。当然,母乳不足的情况下,我们可以采用合理的混合喂养或人工喂养,辅食的添加依照月龄而定,一般按照从少到多、逐步增加辅食种类的原则,给予一些让宝宝更好吸收的食物,比如一些高蛋白质、富含维生素的食物。在喂食过程中,家长需要注意患儿头部的摆放位置不能偏离中线,做稍微低头的动作避免头后仰造成的异物吸入导致呛咳的现象。以防患儿不能吞咽流体的食物,家长可以预备一些黏稠性的食物。对吞咽困难、易呕吐患儿,喂养要耐心,少量多餐,每餐食物不宜过多。对于易哭闹、易激动、情绪不稳定、任性患儿,妈妈要稳定自己的情绪,避免过于焦虑、暴躁等负面情绪,增强自我坚持训练的信心,全面地了解自己宝宝的特点,耐心地去喂养宝宝。

早产儿的认知训练与家庭辅助康复

　　家长总是担心张力过高影响宝宝运动发育,不断地关注强调大运动的训练,反而忽视了认知训练对于患儿的重要性。其实,运动发育和认知发育是相辅相成的,大运动的训练让宝宝有更好的身体机能去进行认知发展,而认知的发展也促进宝宝的运动训练的理解和发展,从而提升宝宝的大运动。

　　宝宝早期的认知功能主要是通过视觉和听觉,通过这两方面的发育,宝宝可以搜集到大量的信息,从而将信息传递给大脑,对外界的刺激做出反应。平时,家长还可以掌握一些视觉训练的小技巧,比如经常更换婴儿床的位置,让他可以感受到来自不同方向的光线,家长在换尿布的时候,不要总是抱同一边,要让宝宝在不同的位置均衡地使用双眼,当宝宝睡醒的时候,家长可以抱着宝宝在房间里不停地走动,不停地指着物体讲给宝宝听,这样可以对宝宝的视觉起到辅助训练的作用。3个月的宝宝可以自己趴着抬头,这时候宝宝的视觉范围会进一步扩大,看到更多的东西,家长也可以在宝宝面前放一个镜子,让宝宝在镜子中看到自己,提高其视觉的持续性发展。当然,简单的追听追视,再到对爸爸妈妈等的认识,再到简单的对陌生人打招呼,这一切都离不了认知的发育。认知的家庭康复重点在于要不断地

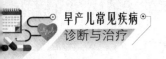

坚持,哪怕是讲故事这样一个看似简单的训练,也会对患儿认知的改善很有帮助。无论什么月龄,妈妈都可以给宝宝讲故事,从简单的到长的故事都可以每天讲,对宝宝的语言发育有益,并且能够促进亲子关系,提升宝宝的认知。

家庭康复和支具的应用是目前一个新的策略,其主要针对的是患儿的各种大运动,以及日常生活的方方面面。支具是由康复工程师量身定做的,具有个体性特色,针对患儿的姿势异常和一些关节活动异常,便于家长操作和患儿佩戴的。患儿的支具配戴必须在专业的指导下进行,以免错误的固定佩戴方式造成不必要的损伤,并且对患儿没有起到应有的作用。需要提醒的是,患儿除了肢体训练之外,其他的时间尽量佩戴支具,让患儿的关节更好地固定在功能位,以此达到改善肢体功能的效果。

健康中国·家有名医丛书
总书目

第一辑

1. 下肢血管病诊断与治疗
2. 甲状腺疾病诊断与治疗
3. 中风诊断与治疗
4. 肺炎诊断与治疗
5. 名医指导高血压治疗用药
6. 慢性支气管炎诊断与治疗
7. 痛风诊断与治疗
8. 肾衰竭尿毒症诊断与治疗
9. 甲状腺功能亢进诊断与治疗
10. 名医指导合理用药
11. 肾脏疾病诊断与治疗
12. 前列腺疾病诊断与治疗
13. 脂肪肝诊断与治疗
14. 糖尿病并发症诊断与治疗
15. 肿瘤化疗
16. 心脏疾病诊断与治疗
17. 血脂异常诊断与治疗
18. 名医教你看化验报告
19. 肥胖症诊断与治疗
20. 冠心病诊断与治疗
21. 糖尿病诊断与治疗

第二辑

1. 尿石症诊断与治疗
2. 子宫疾病诊断与治疗
3. 支气管哮喘诊断与治疗
4. 胃病诊断与治疗
5. 盆底疾病诊断与治疗
6. 胰腺疾病诊断与治疗
7. 抑郁症诊断与治疗
8. 绝经期疾病诊断与治疗
9. 银屑病诊断与治疗
10. 特应性皮炎诊断和治疗
11. 乙型肝炎、丙型肝炎诊断与治疗
12. 泌尿生殖系统感染性疾病诊断与治疗

13. 呼吸道病毒感染诊断与治疗
14. 心血管内科疾病诊断与治疗
15. 老年眼病诊断与治疗
16. 肺结核病诊断与治疗
17. 斑秃诊断与治疗
18. 带状疱疹诊断与治疗
19. 早产儿常见疾病诊断与治疗
20. 儿童佝偻病、贫血、肥胖诊断与治疗
21. 儿童哮喘诊断与治疗
22. 皮肤溃疡诊断与治疗
23. 糖尿病视网膜病变诊断与治疗
24. 儿童性早熟诊断及治疗
25. 儿童青少年常见情绪行为障碍诊断和治疗
26. 儿童下肢畸形诊断和治疗
27. 肺癌诊断与治疗